中医经典名著入门导读系列

《中藏经》入门导读

主审◎张登本

主编◎李翠娟　巩振东

中国健康传媒集团

中国医药科技出版社

内容提要

《中藏经》又名《华氏中藏经》，旧题汉·华佗撰，撰年不详。全书共3卷，上、中卷共有49论，分论天地、阴阳、寒热、虚实、脉色、脏腑辨证及痹证、中风、水肿、淋证、癥瘕、积聚、痈疽、疔疮等。下卷记载治疗各种疾病的方剂60余首。《中藏经》进一步丰富发展了《黄帝内经》天人相应、顺应自然、以阴阳为总纲的学术思想，系统论述了五脏六腑寒热虚实的辨证方法，为中医学的发展做出了重要贡献。本书是《中藏经》的入门导读，在保留原貌体系的基础上，集注释、语译、导读于一体，力求详注精译，阐明其要言大义。本书适合中医药院校的广大师生和中医临床爱好者阅读参考。

图书在版编目（CIP）数据

《中藏经》入门导读/李翠娟，巩振东主编．—北京：中国医药科技出版社，2024.8

（中医经典名著入门导读系列）

ISBN 978 - 7 - 5214 - 4660 - 9

Ⅰ．①中⋯　Ⅱ．①李⋯②巩⋯　Ⅲ．①《中藏经》　Ⅳ．①R2 - 52

中国国家版本馆 CIP 数据核字（2024）第 106610 号

美术编辑　陈君杞
版式设计　诚达誉高

出版　**中国健康传媒集团** | 中国医药科技出版社
地址　北京市海淀区文慧园北路甲 22 号
邮编　100082
电话　发行：010 - 62227427　邮购：010 - 62236938
网址　www.cmstp.com
规格　787×1092mm ⅟₁₆
印张　10¼
字数　196 千字
版次　2024 年 8 月第 1 版
印次　2024 年 8 月第 1 次印刷
印刷　北京印刷集团有限责任公司
经销　全国各地新华书店
书号　ISBN 978 - 7 - 5214 - 4660 - 9
定价　**36.00 元**

获取新书信息、投稿、为图书纠错，请扫码联系我们。

丛书编委会

总 主 编　张登本　吕志杰　孙理军

副总主编　（按姓氏笔画排序）

　　　　　王晓玲　任红艳　李翠娟　宋　健　贾成文
　　　　　惠　毅

编　　　委　（按姓氏笔画排序）

王　军	王洪玉	王素芳	王晓玲	王道军
王强虎	艾　霞	石少楠	付春爱	邢文文
巩振东	吕志杰	任红艳	刘　娟	刘　静
闫文理	闫曙光	许　霞	孙　嫘	孙玉霞
孙理军	杜怀峰	李佳赛	李绍林	李翠娟
杨　斌	杨　赫	杨忠瑶	杨宗林	宋　健
张　辉	张亚宁	张莉君	张登本	孟红茹
赵水安	贾　奇	贾成文	高　莉	黄以蓉
崔锦涛	惠　毅	雷正权	薛　婷	

本书编委会

总前言

　　本套丛书之所以遴选《黄帝内经》（以下简称《内经》）等10部中医经典名著进行注解导读，是缘于这些论著为现代中医药学奠定了坚实的理论基础和基本的临床思维路径。这套《中医经典名著入门导读系列》包含《〈黄帝内经·素问〉入门导读》《〈黄帝内经·灵枢〉入门导读》《〈难经〉入门导读》《〈神农本草经〉入门导读》《〈伤寒论〉入门导读》《〈金匮要略〉入门导读》《〈针灸甲乙经〉入门导读》《〈中藏经〉入门导读》《〈脉经〉入门导读》《〈温病条辨〉入门导读》，可用"理、法、方、药"四字概之。

　　理，是指中医药学科的理论根基和知识架构，由《素问》《灵枢》和《难经》相互羽翼，共同奠定了中医药学的理论基础（包括中医药学的基本概念、基本原理、基本知识体系），并且在构建中医学理论体系时，不仅将精气－阴阳－五行－神论等中华传统文化的基因作为解释生命现象的认识方法和思维路径，而且将其直接移植于所构建的医学理论之中，渗透于中医药学的所有领域和各个层面，并与相关的生命科学知识融为一体，自此成为中医药学的文化基因并在其各个知识层面都有充分的表达和广泛的应用。如果要使中医药学科得以普及和使中医药文化知识得以传承，让广大读者能够明白中医中药之理，就必须用易懂而通俗的语言讲解《素问》《灵枢》《难经》。

　　法，法则、方法之谓。此处之"法"，分为治病之法和诊病之法。就治病之法而言，张仲景撰著的《伤寒杂病论》（后世分为《伤寒论》和《金匮要略》），以其所载方药予以呈现；华佗的《中藏经》载有医论49篇，联系脏腑生理病理分析内伤杂病的症状、脉象，辨治各脏腑疾病的虚实寒热，治疗时方剂配伍严密，重视服药方法；皇甫谧撰著的《针灸甲乙经》，将《内经》所载不足140穴增至349穴，记载了880余病证的治疗、配穴、针刺操作，蕴涵丰富的针刺、艾灸之法；《温病条辨》为吴瑭多年来温病学术研究和临床总结的力作，他创立了温病的三焦辨证体系，阐述风温、温毒、暑温、湿温等病证的治疗，条理分明。就诊病之法而言，王叔和撰著的《脉经》作为现存最早的脉学专著，应属于中医诊断方法的重大总结和成果，本书采撷《内经》《难经》及张仲景、华佗等有关诊病知识，搜集后汉以前的医学著作，阐述24种脉象，并论述了脏腑、经络、病证、治则、预后等，联系临床实际详述脉理，使脉学走向临床。

方，即方剂，是根据病情的需要将药物按照一定的规则进行组合运用。《内经》将这种把多种药物组合在一起的法则以"君臣佐使"规范之，张仲景则践行了《内经》的组方原则并将其付之于临床实践，以经典名方垂范后人如何进行组方，怎样随证遣方用药，使这些方剂至今仍作为研究方剂的典范。

药，即防治疾病的药物。《神农本草经》是最早的中药学著作，载药365种，首次遵循《内经》的旨意，从理论上总结出了药物的四气五味、主治功效、七情合和，其中虽然未明言药物的升降浮沉，但在其记述药物主治功效中深刻地蕴涵着这一命题。毫无争议地说，《神农本草经》是中药学科的发端和源头。虽然其中的义理并不深奥，但古人以写实的方法记录了应用药物所治病证及其功效，文字晦涩，不注不译不讲解，今人难以通晓明白，广大民众更会因其神秘而感到困惑。

方和药物是用来治病的，理论和治法是指导人们如何将药物组成有效方剂而对临证所见各种病证施加干预的，而《伤寒论》《金匮要略》《中藏经》以及清代《温病条辨》就是践行中医理论，运用《神农本草经》及其开创的中药学传载的诸种药物于临床治疗活动的具体体现。《伤寒论》和《温病条辨》所论以外感诸病的辨证施治为务，《金匮要略》《中藏经》则是以内科诸疾和妇科病证为主，从临床实践的角度阐述和发挥着《内经》《难经》及《神农本草经》所开创的中医中药学之宏伟事业。这些典籍，专业性强，义理深奥，中医中药专业人士习读尚且吃力，如果不注不译，不使其通俗易懂，那将使它们永远蒙上让广大读者难识其庐山真面目的神秘面纱，这就是我们要通俗讲解这些典籍的动因。

由于编著中医经典名著通俗解读版本是一件非常严肃而又审慎的工作，团队每个成员均勤勤勉勉，不敢有丝毫的懈怠，在选题、立题、注译、讲解各方面，历时数年，都是一丝不苟。要使全套10本中医经典名著的通俗讲解符合"信、达、雅"的最高境界绝非易事，整个团队顶住了重重压力，完成了这一艰巨的任务，尽管如此，仍有未尽人意之处，敬祈广大读者不吝赐教，以待再版时完善。

陕西中医药大学　张登本
2023年12月12日

编写说明

　　《中藏经》又名《华氏中藏经》，旧题汉·华佗撰，但历代学者对此多存有疑义与争议，或认为此书为华佗所作，后世有所增删修订；或认为此书为华佗弟子吴普、樊阿依华氏遗愿辑录结集，后世仍有增删修订；或认为此书纯系后世托名所撰。无论作者为谁，该书所具之学术价值和丰富的学术内涵不容置疑，被历代学者广泛关注与研究。

　　本书是《中藏经》的入门导读，故在保留原貌体系的基础上，集题解、注释、语译、导读于一体，力求详注精译，阐明其要言大义。

（一）底本、校本

　　（1）底本：清嘉庆十三年（公元1808年）太岁戊辰春平津馆孙氏刊版，即孙星衍点校本，简称"孙本"。

　　（2）校本：①元赵孟頫手写本，简称"赵本"；②日本宽保二年（公元1742年）刊本，简称"宽保本"；③清乾隆五十七年（公元1792年）周锡瓒点校本（扫叶山房本），简称"瓒本"；④清光绪庚辰年（公元1880年）徐舜山校刊本，简称"徐本"；⑤清光绪辛卯年（公元1891年）周学海校刊本，简称"周本"；⑥清光绪丁未年（公元1907年）重印朱氏校刊（《古今医统正脉全书》）本，简称"医统本"。

（二）体例结构

1. 题解

　　（1）位于每篇之首。

　　（2）解释各篇名字的由来及其内涵，以便读者开宗明义。

　　（3）概括介绍各篇的主要学术成就，以便读者总体把握。

2. 原文

　　（1）内容编排：按原著卷上、卷中、卷下顺序编排，以期给读者一个完整的版本。

（2）用字：改为现行标准简化字。

（3）分段：①凡孙本《中藏经》原有内容全部收录，原则上依照底本的自然分段进行分段。②少数段落冗长不便于阅读者，在不破坏文义，维持其整体结构的前提下，适当进行了分段调整。

（4）点校：①为准确反映原文意义，本书在前人点校的基础上采取现行标点使用通例及其应用原则，对原文重新做了标点。原著中所引用的书名，一律加书名号。②凡孙本与校本互异之处，若孙本是，校本非者，则不出注；若孙本非，校本是者则改后出注；若孙本与校本是非难以定夺者，则出注列出校本字样，供读者参考。③凡孙本避讳字（如"孝宗庙讳"之"慎"字，"高宗庙讳"之"构"字等），皆恢复本字并出注说明。④原文中的古今字、通假字，照录。⑤凡孙本中之异体字、俗写字，或笔画差错残缺，或显系笔误、误用之字，则径予改正，一般不出注。⑥凡孙本药物有不规范之名，为方便读者阅读，皆径改为通用名（如"黄耆"改为"黄芪"，"鹏砂"改为"硼砂"等），一般不出注。⑦原孙本中的双行小字，今统一改为单行，字号较正文小三磅。⑧孙本中名词术语用字与今通行者有不同时，径改（如"藏府"改为"脏腑"）。⑨孙本为竖排，其中用"右""左"指代前后时，径改为"上""下"。⑩底本中阙佚之字以"□"标示，一个"□"代表一个字。

3. 注释

（1）注释对象：主要为生僻字、古今字、通假字、名词术语、疑难词语等。其他若只要读者通过前后文义的联系就能明了其意者，一律不予注释。

（2）注释原则：①生僻字先注音，后释义，凡难字、生僻字，以及容易误读的字词均加注音，一律在字或词后加汉语拼音并标同音字。②古字的注释：某，同"某"（如：渌，同"漉"）。③通假字的注释：某，通"某"（如：王，通"旺"）。④凡难解、意晦之词语，均予以注释。一般为先总叙其义，然后分注其中的疑难字词及词组。另外，视需要援引历代名家之注为证，或直接援引古注为注。⑤凡因音义有歧而影响对原文理解的字词，均予以注释，以使读者能据以明义。⑥凡字词语句需做考证者，均简考证。⑦某些字词语句有不同说法时，一般采用一说列出。⑧为免于读者翻检之劳，除少量常识性词语在前篇注释之后，后面的篇中不再作注；一般较难的字词语句则在各篇重复出注，亦使各篇之注具有相对的独立性。

4. 语译

译文力求忠于原文，使段段相合，句句相应，词达义顺，通俗易懂，完整展现原文内容和风格。对于原文单列出的药物组成，在语译中不做翻译并从略，不作重复。原文中的小字不做翻译。

5. 导读

按照自然分段设置导读，内容主要包括该段的主旨大意和简单评价等，以便于读者总体把握。

本书在编撰过程中，广泛查阅了相关书籍和文献资料，在此向原作者表示最衷心的感谢。本书第一至三十二由李翠娟、王洪玉撰写，第三十三至四十二由李绍林撰写，第四十三至四十九及疗诸病药方六十道由巩振东撰写，崔锦涛、孟红茹参与文献整理校对工作。本书虽经反复推敲与修改，但由于编者水平所限，不足之处在所难免，敬请广大读者指正。

编　者
2023 年 12 月

重校序

《华氏中藏经》见郑樵《通志·艺文略》，为一卷，陈振孙《书录解题》，同云汉谯郡华佗元化撰。《宋史·艺文志》"华氏"作"黄"盖误。今世传本有八卷，吴勉学刊在《古今医统》中。

余以乾隆丁未年入翰林，在都，见赵文敏手写本。卷上，自第十篇"性忌则脉急"已下起，至第二十九篇为一卷；卷下，自万应丸药方至末为一卷；失其中卷。审是真迹。后归张太史锦芳，其弟录稿赠余。又以嘉庆戊辰年，乞假南归，在吴门见周氏所藏元人写本，亦称赵书，具有上中下三卷，而缺《论诊杂病必死候第四十八》及《察声色形证决死法第四十九》两篇。合前后二本，校勘明本，每篇脱落舛误，凡有数百字，其方药名件、次序、分量，俱经后人改易，或有删去其方者。今以赵写两本为定。

此书文义古奥，似是六朝人所撰，非后世所能假托。考《隋书·经籍志》，有《华佗观形察色并三部脉经》一卷，疑即是中卷。《论诊杂病必死候》已下二篇，故不在赵写本中，未敢定之。邓处中之名不见书传，陈振孙亦云自言为华先生外孙，称此书因梦得于石函，莫可考也。序末称"甲寅秋九月序"，古人亦无以干支纪岁，不著"岁"字者，疑其序伪作。至一卷、三卷、八卷分合之异，则后人所改。赵写本，旁注有高宗孝宗庙讳，又称有库本、陆本异同，是依宋本手录。元代不避宋讳，而不更其字，可见古人审慎阙疑之意。

此书四库书既未录存，又两见赵写善本，急宜刊刻，以公同好。卷下万应丸等，皆以丸散治疾，而无汤药。古人配合药物分量，按五脏五味，配以五行生成之数。今俗医任意增减，不识君臣佐使，是以古人有"不服药为中医"之叹。要知外科丸散，率用古方分量，故其效过于内科，此即古方不可增减之明证。余所得宋本医学书甚多，皆足证明人改乱古书之谬，惜无深通医理者与共证之。

嘉庆十三年太岁戊辰十月四日　孙星衍
撰序于安德使署之平津馆

目　录

卷　上

人法于天地论第一

法，取法，效法。本篇为全书之总纲，开宗明义，论述了人与天地自然的关系，体现了"天人相应"的古代哲学思想，故题曰"人法于天地论"。

【原文】人者，上禀天，下委[1]地，阳以辅之，阴以佐之。天地顺则人气[2]泰[3]，天地逆则人气否[4]。

是以天地有四时五行，寒暄[5]动静。其变也，喜为雨，怒为风，结为霜，张为虹，此天地之常也。人有四肢五脏，呼吸寤寐，精气流散，行为荣，张为气，发为声，此人之常也。

阳施于形，阴慎[6]于精，天地之同也。失其守，则蒸而热发，否而寒生，结作瘿瘤[7]，陷作痈疽[8]，盛而为喘，减而为枯，彰于面部，见于形体。天地通塞，一如此矣。

故五纬[9]盈亏，星辰差忒[10]，日月交蚀，慧孛[11]飞走，乃天地之灾怪也；寒暄不时，则天地之蒸否也；土起石立，则天地之痈疽也；暴风疾雨，则天地之喘乏也；江河竭耗，则天地之枯焦也。鉴者决之以药，济之以针，化之以道，佐之以事。故形体有可救之病，天地有可去之灾。

【注释】

[1] 委：连属。《庄子·知北游》："是天地之委形也。"《经典释文》杜注："委，属也。"

[2] 人气：人的生命活动。此指人体气机。

[3] 泰：六十四卦之一，平安，安宁。此指和顺。

[4] 否（pǐ 痞）：六十四卦之一，坏的，恶的。此指阻塞。

[5] 寒暄：指冷暖。

[6] 慎：形成。

[7] 瘿瘤：病名，又名大脖子、瘿气，是瘿与瘤的合称。首见于本篇。《说文解字》（简称《说文》）："瘿，颈瘤也。"其发病与水土因素有关，或因忧思郁怒，肝郁不舒，脾失健运而致气滞痰凝于颈部而成。颈部肿块高突，或蒂小而下垂，有如樱络之形状，多指甲状腺肿大一类疾患。

[8] 痈疽：病名。出自《灵枢·痈疽》篇，是痈与疽的合称，是气血为毒邪所阻滞，发于皮肉筋骨间的疮肿。疮面浅而大者为痈，疮面深而恶者为疽。《灵枢·玉版》："阴气不足，阳气有余，营气不行，乃发为痈疽。"

[9] 五纬：金、木、水、火、土五星的总称。

[10] 忒（tè 特）：差错。《说文》："忒，更也。"此处指星辰运动不依常规。

【语译】 人，上禀受于天，下连属于地，天之阳气与地之阴气可以辅助、滋养人体。天地之气调顺，人体气机就调适安和；天地之气逆乱，人体气机就闭塞紊乱。

因此，自然界有四时五行、寒热交替的变化。这种变化，和缓则表现为雨，刚暴则表现为风，凝结则表现为霜，开合则表现为虹，这都是天地之气的正常变化。人有四肢五脏，也有呼吸寤寐的交替，精气在人体流动布散，运行流畅就生气血，开合有度就有呼吸，振动则有声音，这些都是人体精气的正常变化。

阳化形，阴成精，这是天地间的共同规律。违背这种规律，就会导致阳气上蒸而发生热病，阴气闭塞而发生寒病，气血郁结而成瘿瘤，气血内陷而成痈疽，气血壅塞而成喘病，气血亏虚而成痿证。这些病变显露在颜面，反映在形体。天地之气的通调与闭塞，亦是如此。

所以，五星的盈满亏虚，星辰的运行差异，日食月食的交替发生，彗星的飞行流逝，就是天地的灾变怪异；四时的寒温不调，就是天地阴阳之气的蒸发和闭塞；土石的高起矗立，就是天地之气的痈疽疮疡；急暴的风雨，就是天地之气的喘促乏息；干涸的江河，就是天地之气的焦枯涸竭。明察天地自然变化规律的人，用药物疏导阴阳之气，用针刺增强阴阳之力；用阴阳调和之道教化，用符合自然变化之事辅佐。所以，形体有疾病可以拯救，天地有灾变可以消除。

【导读】 本段开宗明义地指出了天—人—地的关系，也是"人与天地相应"思想的一个体现。《素问·宝命全形论篇》云："人生于地，悬命于天，天地合气，命之曰人""人以天地之气生"。"天人相应"的整体观是《黄帝内经》（《内经》）最基本的思想观点，本文进一步阐述了这一思想，提出了人秉天、委地，得天地阴阳之气资助而生的理论，人体气机的调畅与否取决于天地之气顺逆，天地阴阳调顺则人亦健康，天地阴阳悖逆则人必疾病。同时，采用类比的方法，阐述了天地之气与人体精气的正常变化及异常变化，并指出了明察人体生命和天地自然变化规律，则"形体有可去之病，天地有可去之灾"，进一步强调了人认识和掌握自然变化规律的重要性。

【原文】 人之危厄[1]死生，禀于天地。阴之病也，来亦缓，而去亦缓；阳之病也，来亦速，而去亦速。阳生于热，热而舒缓；阴生于寒，寒则拳急[2]。寒邪中于下，热邪中于上，饮食之邪中于中。人之动止，本乎天地。知人者[3]有验于天，知天者必有验于人。天合于人，人法于天。见天地逆从，则知人衰盛。人有百病，病有百候[4]，候有百变，皆天地阴阳逆从而生。苟能穷究乎此，如其神耳！

[1] 危厄：危急困窘。

[2] 拳急：身体收缩蜷曲而拘急的样子。

[3] 者：医统本、周本此下有"必"字，疑是。

[4] 候：疾病的证候，即疾病外在的表现。

【语译】人的灾难、疾病、生死，都秉受于天地。阴邪致病，发病缓慢，痊愈也缓慢；阳邪致病，来势迅速，痊愈也迅速。阳病生于热邪，热邪使人体松弛舒缓；阴病生于寒邪，寒邪就使人体挛曲拘急。寒邪侵袭人体的下部，热邪侵袭人体的上部，饮食之邪侵犯人体的中部。人之动静，根源于天地的变化。所以，要掌握人体变化规律，必会结合天地的变化；掌握天地变化规律，必定会结合人体的变化。天地的变化与人体的变化相应，人体的变化取法于天地的变化。根据天地变化的逆与顺，就能测知人体精气的盛和衰。人体有千百种疾病，疾病有千百种证候，证候有千百种变化，这都是天地阴阳逆顺变化所产生的。如果能彻底探明这些奥义，那就如同神圣了。

【导读】本段承上述"人与天地相应"的理论，进一步阐述人体疾病的发生是秉受于天地。《素问·四气调神大论篇》云："阴阳四时者，万物之终始也，死生之本也，逆之则灾害生，从之则苛疾不起。"都强调人体百病、百候、百变皆天地阴阳逆从而生，故养生治病必须认识和掌握自然变化之规律。

阴阳大要调神论第二

本篇揭示了阴阳本质及运动规律，论述人体顺逆阴阳变化之生理病理，提出调摄与诊治大法，故题曰"阴阳大要调神论"。

【原文】天者阳之宗，地者阴之属。阳者生之本，阴者死之基[1]。天地之间，阴阳辅佐者，人也。得其阳者生，得其阴者死。阳中之阳为高真[2]，阴中之阴为幽鬼[3]。故钟[4]于阳者长，钟于阴者短。多热者，阳之主；多寒者，阴之根。阳务[5]其上，阴务其下；阳行也速，阴行也缓；阳之体[6]轻，阴之体重。阴阳平，则天地和而人气宁；阴阳逆，则天地否而人气厥。故天地得其阳则炎炽，得其阴则寒凛[7]。阳始于子前，末于午后；阴始于午后，末于子前[8]。阴阳盛衰，各在其时，更始更末，无有休息，人能从之亦智也。《金匮》[9]曰：秋首养阳，春首养阴[10]。阳勿外闭，阴勿外侵。火出于木，水生于金，水火通济，上下相寻。人能循此，永不淹沉。此之谓也。

【注释】

[1] 阳者生之本，阴者死之基：谓温煦之阳气乃万物生化之本源；寒冽之阴气乃万物死

亡之基始。《素问·阴阳应象大论篇》云："阴阳者……生杀之本始。"王冰注："万物假阳气温而生，因阴气寒而死。"

[2] 高真：泛指天上神仙。此喻阳气犹如神仙之助人长生也。

[3] 幽鬼：泛指地下鬼魂。此喻阴气犹如鬼魂之促人短寿也。

[4] 钟：汇聚。《玉篇·金部》："钟，聚也。"

[5] 务：趋向。《说文·力部》："务，趣也。"《诗经·大雅》："左右趣之。"

[6] 体：瓒本此下有"曰"字。体，形质。《周易·爻辞上》："神无方而易无体。"疏曰："体是形质之称。"

[7] 故天地得其阳则炎炽，得其阴则寒凛：一说此十五字疑错简，当在"多热者阳之主，多寒者阴之根"句下。

[8] 阳始于子前，末于午后；阴始于午后，末于子前：指阳气始盛于仲冬之前，渐衰于仲夏之后；阴气始盛于仲夏之后，渐衰于仲冬之前。"子"，指"建子"，即仲冬（阴历十一月）；"午"，指"建午"，即仲夏（阴历五月）。

[9]《金匮》：古医经名，已佚。

[10] 秋首养阳，春首养阴：即七月宜养阳，正月宜养阴。

【语译】天是阳气的宗源，地是阴气的归属。阳气是生命的本源，阴气是死亡的根基。天地之间，阳气和阴气辅佐滋养着人。人得阳气之温煦而能生存，遭受阴气之寒凛就易死亡。阳气中最精纯的阳气称为高真，阴气中最重浊的阴气称为幽鬼。所以，阳气充盛者寿命长，阴气汇聚者寿命短。

多热的事物以阳气为主体，多寒的事物以阴气为根基。阳气趋于上部，阴气趋于下部；阳气运行迅速，阴气运行迟缓；阳气质地轻清，阴气质地重浊。阴阳平衡，天地之气就和谐，人体气机就安宁；阴阳逆乱，天地之气就阻塞，人体气机就逆乱。所以，天地获得阳气就炎热，获得阴气就寒冷。

阳气始盛在阴历十一月以前，渐衰在阴历五月以后；阴气始盛在阴历五月以后，渐衰在阴历十一月以前。阴阳之气的盛衰，各在其当盛当衰的时节，循环盛衰更替，没有休止。能够顺应这种变化的就是明智之人。《金匮》说秋季开始时调养阳气，春季开始时调养阴气。阳气卫外不能闭塞于表，阴气内守不能耗散于外。属阳的火由木所生，属阴的水由金所生。水与火通调既济，在上的阳气与在下的阴气相辅相成。人们能够遵循这些规律，就永远不会受病邪侵袭，说的就是这个道理了。

【导读】本段揭示了阴阳的本质及运动规律。首先提出阴阳为死生之本，得其阳者则生，得其阴者则死，钟于阳者长，钟于阴者短，彰显了阳贵阴贱的思想，为后世重阳思想及温补学派的兴起奠定了基础。其次，论述了阴阳的特性，认为阴阳性有寒热，务有上下，行有缓速，体有轻重，盛衰有时，更替有序。最后提出"阴阳平，则天地和而人气宁；阴阳逆，则天地否而人气厥""水火通济，上下相寻"等理论，强调阴阳均平和谐、相辅相济的重要性，要求人们"秋首养阳，春首养阴"，保持阴阳的充盛平定。如人能循此，永不湮沉。

【原文】 呜呼！凡愚岂知是理？举止失宜，自致其罹[1]。外以风寒暑湿，内以饥饱劳役为败，欺残正体，消亡正神，缚绊其身，死生告陈[2]。殊不知，脉有五死，气有五生，阴家脉重，阳家脉轻[3]。阳病阴脉则不永[4]，阴病阳脉则不成。阳候多语，阴症无声。多语者易济，无声者难荣。阳病则旦静，阴病则夜宁。

阴阳运动，得时而行，阳虚则暮乱，阴虚则朝争，朝暮交错，其气厥横，死生致理，阴阳中明。阴气下而不上曰断络[5]，阳气上而不下曰绝经[6]。阴中之邪曰浊，阳中之邪曰清。火来坎户，水到离扃[7]，阴阳相应，方乃和平。

阴不足，则济之以水母[8]；阳不足，则助之以火精[9]。阴阳济等[10]，各有攀陵。上通三寸，曰阳之神路[11]；下通三寸，曰阴之鬼程[12]。阴常宜损，阳常宜盈，居之中者，阴阳匀停[13]。是以阳中之阳，天仙赐号[14]；阴中之阴，下鬼持名[15]。顺阴者，多消灭；顺阳者，多长生。逢斯妙趣，无所不灵。

【注释】

[1] 罹（lí 离）：灾难，病患。

[2] 陈：陈列，呈现。

[3] 阴家脉重，阳家脉轻：此指持脉之轻重，即阴病之脉应重取，阳病之脉应轻取。

[4] 永：长远，长久。

[5] 断络：此指络脉不通畅的病证。

[6] 绝经：此指经脉不通畅的病证。

[7] 火来坎户，水到离扃（jiōng 同）：犹言水火相济。坎、离均为易卦名。坎为水，离为火。扃，门户，与"户"互文。火来坎户，水到离扃，则皆成既济卦，以此比喻水火既济，阴阳相合。

[8] 水母：即水神。此喻益阴之药。

[9] 火精：即火神。此喻助阳之药。

[10] 济等：即齐等，犹言平衡。

[11] 上通三寸，曰阳之神路：上通三寸者，上丹田也，亦即"泥丸"，位于脑之正中，眉心后去三寸处，古气功家炼津之所，阳气步陈之路。阳中之阳为高真，故曰"阳之神路"。

[12] 下通三寸，曰阴之鬼程：下通三寸者，下丹田也，为古气功家炼精之所，修丹田之处，阴精归聚之道。阴中之阴为幽鬼，故曰"阴之鬼程"。

[13] 居之中者，阴阳匀停：谓处于阴阳二气各半之时，则阴阳和匀平定。中，犹半也。

[14] 天仙赐号：谓本论前文所言"高真"。

[15] 下鬼持名：谓本论前文所言"幽鬼"。

【语译】 呜呼！平庸愚昧的人岂能明白这个道理？他们的行为举止因不与阴阳变化相宜，故而导致了疾病的发生。外因为风寒暑湿，内因为饥饱劳役，导致正气衰败，残害身体，消耗精神，疾病羁绊其身，死亡的征兆就会明显地呈现出来。竟然不知道有五死之脉，有五生之气，阴病的脉要重按，阳病的脉要轻取。阳病出现阴脉生命就不长久，阴病出现阳脉生命就不衰败。阳病证候多言语，阴病证候多无声。言语多的病证易于治疗，无声的病证难以治愈。阳病早晨平静，阴病夜晚安宁。

阴阳的运动，得其时而行，阳气行于白天，阴气行于夜晚。阳虚的患者傍晚烦乱，阴虚的患者早晨疾病加剧。这是因为早晨傍晚交错更替的时候，阴阳二气错乱横逆。生与死的高深道理，可在阴阳的运动中探明。阴气下降而不上升称为断络，阳气上升而不下降称为绝经。阴中之邪称为浊邪，阳中之邪称为清邪。火来配坎水，水来配离火，水火阴阳相济相应，才能中和平衡。

因此，阴不足者用属阴的药物治疗，阳不足者用属阳的药物治疗。阴阳同气相济，各有充盛道路。上部自眉心向后通三寸，称作阳的神路；下部自脐向下通三寸，称作阴的鬼程。阴气宜常常减损，阳气宜常常充盈，处于阴阳二气各半的时候，阴阳就和匀平定。所以，阳中的纯阳，赐以高真的天仙称号；阴中的纯阴，持有幽鬼中的下鬼之名。顺阴者多消亡泯灭，顺阳者多长久生存。掌握运用阴阳这一奥妙旨趣，就没有什么不灵验的了。

【导读】本段主要论述了阴病、阳病脉候及调摄阴阳之原则，告诫医者临床须察脉气之生死、阴阳证候之逆顺，须知脉有轻重之分，候有盛虚之别，证有旦夕朝暮之变化，治有水火、阴阳济助之盈损。万物生死，本乎阴阳，阴常宜损，阳常宜盈，阴阳相应，方乃和平。

生成论第三

本篇根据阴阳五行学说立论，阐释天地阴阳五行为人体生死盛衰之根本，故题曰"生成论"。

【原文】阴阳者，天地之枢机；五行者，阴阳之终始。非阴阳则不能为天地，非五行则不能为阴阳。故人者，成于天地，败于阴阳[1]也，由五行逆从[2]而生焉。

【注释】

[1] 成于天地，败于阴阳：人禀天地之气而生，而往往衰败或死于阴阳的失调。

[2] 逆从：偏义复词，偏"从"。

【语译】阴阳，是天地变化的枢机；五行，是阴阳运动的终始。没有阴阳就不能化生天地，没有五行就不能化生阴阳。所以，人禀天地之气而生，在阴阳的失调中衰败，在顺从五行的生克规律中生存。

【导读】本段首论天地阴阳五行之关系，提出"阴阳者，天地之枢机"，继承《素问·阴阳应象大论篇》"阴阳者，天地之道也"之经旨，阐述天地阴阳之间的关系。同时，又提出"五行者，阴阳之终始""非五行则不能为阴阳"，论述了阴阳与五行之间的关系。《太极图说》有"阴变阳合而生水火木金土""五行，一阴阳也""二五交感，化生万物"，指出阴阳五行，相互交融，促进了世间万物的发生发展。继论人之生死与天地阴阳五行之关系，认为天地阴阳五行乃人生死盛衰之根本。

【原文】天地有阴阳五行，人有血脉五脏。五行者，金、木、水、火、土也；五脏者，肺、肝、心、肾、脾也。金生水，水生木，木生火，火生土，土生金，则生成之道，循环无穷；肺生肾，肾生肝，肝生心，心生脾，脾生肺，上下荣养，无有休息[1]。

故《金匮》《至真要论》[2]云：心生血，血为肉之母[3]；脾生肉，肉为血[4]之舍；肺属气，气为骨之基；肾应骨，骨为筋之本；肝系筋，筋为血之源。五脏五行，相成相生，昼夜流转，无有始终。从之则吉，逆之则凶。

天地阴阳，五行之道，中含[5]于人。人得者，可以出阴阳之数[6]，夺天地之机[7]，悦五行之要[8]，无终无始，神仙不死矣。

【注释】

[1] 休息：即休止。

[2]《金匮》《至真要论》：疑为古医经名，待考。宽保本有眉批云："按《内经》无金匮至真要篇目而分为两篇者，今考其两篇无此文，正见阴阳应象、五运行大论两篇，又考此上下篇，或云金匮，或云金匮大要论，而考《内经》有无其文者，盖上古《内经》有之而今脱乎？又考《素问》旧篇目，亦未见其篇目。"是说可从。

[3] 心生血，血为肉之母：谓心之精气化生血液，而血液又充养肌肉。《素问·阴阳应象大论篇》："心生血，血生脾。"脾主肌肉，故"血为肉之母"。下文"脾生肉……筋为血之源"，意仿此。

[4] 血：疑为"气"字之误。

[5] 含：蕴藏。《国语·楚语下》："土气含收。"注："含，藏也。"含，医统本、徐本作"舍"，可参。

[6] 出阴阳之数：谓超越阴阳生成之数，即长生之意。

[7] 夺天地之机：谓把握天地变化之枢机。

[8] 悦五行之要：谓顺应五行生克制化之要领。悦，顺服。《尔雅·释诂》曰："乐也，又服也。"

【语译】天地有阴阳和五行，人有血脉和五脏。五行者，即金、木、水、火、土也；五脏者，即肺、肝、心、肾、脾也。五行中，金生水，水生木，木生火，火生土，土生金，这是五行相生相成之规律，循环无穷；五脏中，属金的肺滋生属水的肾，属水的肾滋生属木的肝，属木的肝滋生属火的心，属火的心滋生属土的脾，属土的脾滋生属金的肺，前后两脏相互营养，没有休止。

所以，《金匮》《至真要论》说：心化生血，血是营养肉的母体；脾化生肉，肉是蕴含气的府舍；肺连属气，气是骨的基础；肾应于骨，骨是筋的根本；肝连系筋，筋是血的本源。五脏合五行，相成相生，昼夜循环运转，没有起始和终末。顺从这一规律就吉利，违背这一规律就凶险。

天地阴阳五行的运动规律，蕴藏在人体的生命活动过程中。人能掌握这一规律，就可以超越阴阳生成之数，把握天地变化之枢机，顺应五行生克之要领，生命就没有终结与开始，可像超凡脱俗的神仙一样延年益寿了。

【导读】本段从"天地有阴阳五行，人有血脉五脏"立论，运用类比方法，以五脏配五行及五脏化生气、血、骨、肉、筋阐述相成相生之理，并强调人顺应天地阴阳五行变化则可长生的道理。

阳厥论第四

本篇承首篇"人法于天地"之旨，运用取象比类方法，以天地阳厥类比人体阳厥，说明人体阳厥之由，故题曰"阳厥论"。

【原文】骤风暴热，云物飞扬；晨晦暮晴，夜炎昼冷；应寒不寒，当雨不雨；水竭土坏，时岁大旱，草木枯悴，江河乏涸，此天地之阳厥[1]也。

【注释】

[1] 阳厥：古病名。首见于《素问·病能论篇》："有病怒狂者，此病安生？……阳气者，因暴折而难决，故善怒也，病名曰阳厥。"指突受刺激过度，阳气厥逆，而出现善怒发狂的病证。后世也指热厥。《景岳全书·杂证谟》："阳厥者，热厥也。"《药症忌宜》："阳厥即热厥，其证四肢厥逆，身热面赤，唇燥大渴，口干舌苦，目闭或不闭，小便赤涩短少，大便燥结，不省人事。"此处比喻气候炎热，天干地旱的灾变。

【语译】狂风突作，气温骤升，浮尘飞扬；早晨阴晦，傍晚晴朗，夜间炎热，白昼寒冷；气候当寒冷时不寒冷，当下雨时不下雨；水源枯竭，土壤干裂，年岁大旱，草木枯萎，江河干涸，这是天地之阳厥也。

【导读】厥之含义，一指手足逆冷，一指气机逆乱上冲。中医厥的病名众多，从病候看，有昏厥、暴厥、尸厥等；从病因看，有热厥、寒厥、气厥、血厥、食厥、蛔厥、煎厥、薄厥等。本段主要以气候及物候变化来阐述天地阳气逆乱导致的各种征象，论述了天地之"阳厥"。天地之"阳厥"多是气候炎热，天干地旱的灾变。

【原文】暴壅塞，忽喘促，四肢不收，二腑[1]不利，耳聋目盲，咽干口焦，舌[2]生疮，鼻流清涕，颊赤心烦，头昏脑重，双睛似火，一身如烧，素不能者乍能，素不欲者乍欲，登高歌笑，弃衣奔走，狂言妄语，不辨亲疏，发躁无度，饮水不休，胸膈膨胀，腹与胁满闷，背疽肉烂，烦溃[3]消中[4]，食不入胃，水不穿肠，骤肿暴满，叫呼昏冒，不省人事，疼痛不知去处，此人之阳厥也。阳厥之脉，举按[5]有力者生，绝者死。

【注释】

[1] 二腑：谓大肠、膀胱。代指大、小便。

[2] 舌：徐本此上有"唇"字，可参。

[3] 溃：通"愦"，心烦意乱之意。

[4] 消中：古病名。以多食易饥，形体消瘦为主要证候。

[5] 举按：诊脉方法。轻手循之曰举，重手取之曰按。

【语译】气机猝然壅塞，气喘急促，四肢松弛，二便不利，耳聋目盲，咽干口燥，舌生疮疡，鼻流清涕，面颊发红，心中烦躁，头昏脑重，双睛发赤如火，全身发热，犹如火烧，原来不能做的事突然能做，原来没有的欲望突然产生，登高而歌，弃衣而走，狂言妄语，不辨亲疏，行为狂躁，没有分寸，饮水不停，胸膈饱胀，腹部与胁部胀满发闷，背部痈疽发烂，心志烦乱，多食善饥，食入即吐，小便不利，突发肿满，口中叫喊，甚至昏蒙，不省人事，疼痛不知去处，这是人的阳厥。阳厥的脉象，轻取重按都应指有力者，主生；脉微欲绝者，主死。

【导读】本段论述了人体之"阳厥"，从躯体及情志变化阐述人体阳气逆乱导致的各种征象，并从脉之有力与否判断其生死预后，认为"举按有力者生，绝者死"，阳厥之病，脉应指有力者，说明正气充盛，预后较佳，脉微欲绝者，正气衰败，预后不佳。

阴厥论第五

本篇以天地之阴厥类比人体之阴厥，全篇围绕阴厥展开，故题曰"阴厥论"。

【原文】飞霜走雹，朝昏暮霭[1]，云雨飘飖，风露寒冷；当热不热，未寒而寒；时气霖霪[2]，泉生田野；山摧地裂，土坏河溢，月晦日昏，此天地之阴厥[3]也。

【注释】

[1] 朝昏暮霭：早晨日光昏暗，傍晚云雾弥漫。霭，云气，轻雾。《广韵·曷第十二》："霭，云状。"

[2] 霖霪（yín 淫）：久雨不停。霪，通"淫"。《尔雅·释天》："久雨谓之淫，淫谓之霖。"

[3] 阴厥：古病名。首见于《素问·厥论篇》，指手足逆冷，恶寒嗜卧，下利清谷，不欲饮水等病症。此处比喻天寒地裂、洪水泛滥的灾变。

【语译】霜冻冰雹突然而来，早晨日光昏暗，傍晚云雾弥漫，云雨飘摇，风寒露冷；时令当热不热，不当寒而寒；阴雨绵绵，水泉漫遍田野；山崩地裂，土地塌陷，河水泛滥，月色朦胧，日光昏暗，这就是天地之阴厥。

【导读】本段承上篇之阳厥，从气候及物候变化阐述天地阴气逆乱导致的各种征象，论述了天地之"阴厥"。天地之"阴厥"多是天寒地裂、洪水泛滥的灾变。

【原文】暴哑卒寒，一身拘急，四肢拳挛[1]，唇青面黑，目直口噤[2]，心腹满痛，头颔摇鼓[3]，腰脚沉重，语言謇涩，上吐下泻，左右不仁，大小便活[4]，吞吐酸渌[5]，悲忧惨戚，喜怒无常者，此人之阴厥也。阴厥之脉，举指弱，按指大者生；举按俱绝者死，一身悉冷，额汗自出者亦死。阴厥之病，过三日勿治。

【注释】

[1] 拳挛：蜷曲拘急。拳，本亦作"卷"。挛，拘急。《素问·皮部论篇》："寒多则筋挛痛。"王冰注："挛，急也。"

[2] 口噤：症名。指牙关紧闭的症状。

[3] 头颔摇鼓：寒极貌，谓头部颤摇，牙齿上下相击连颐而动。颔，颐也。颊车之部。鼓，击也，此指上下牙齿叩击。

[4] 大小便活：犹言大小便失禁。《说文·水部》："活，流声也。"

[5] 渌（lù 鹿）：同"漉"，水清貌。

【语译】突然声音嘶哑，畏寒肢冷，全身拘急，四肢蜷曲拘挛，口唇发青，颜面发黑，双目直视，牙关紧闭，心腹胀满疼痛，头部颤摇，牙齿上下相击，腰腿沉重，语言謇涩，上吐下泻，左右肢体麻木不仁，大小便失禁，吞吐酸水，悲忧凄惨，喜怒无常，这是人体的阴厥。阴厥的脉象，轻取为弱脉，重按为大脉的主生；轻取重按都脉微欲绝者主死，周身冰凉，额部汗自出的也主死。阴厥病，已过三日者不可治。

【导读】本段论述了人体之"阴厥"，从躯体及情志变化阐述人体阴气逆乱导致的各种征象，并论述可根据脉象等决定其生死。无论阴厥还是阳厥，凡见脉"举按俱绝者"，为正气衰败之征，皆主死；阴厥者，若"一身悉冷，额汗自出"，则为亡阳之象，亦主死。阴厥过三日者，已传变三阴经，预后不佳，故勿治。

阴阳否格论第六

本篇统论阴阳升降失调的病机，故题曰"阴阳否格论"。

【原文】阳气上而不下曰否，阴气下而不上亦曰否；阳气下而不上曰格，阴气上而不下亦曰格。否格[1]者，谓阴阳不相从也。

阳奔于上则燔[2]脾肺，生其疸[3]也。其色黄赤，皆起于阳极也。阴走于下则冰肾肝，生其厥也。其色青黑，皆发于阴极也。疸[3]为黄疸[3]也，厥为寒厥也，由阴阳否格不通而生焉。阳燔则治以水，阴厥则助以火，乃阴阳相济之道耳。

【注释】

[1] 否格：泛指阴阳之气升降逆乱，不能相互顺接的病机。否，阻塞不畅。格，格拒不畅。《素问·四气调神大论篇》："反顺为逆，是谓内格。"王冰注："格，拒也。"

[2] 燔：焚烧。

[3] 疸：孙本作"疽"，形近致误，据医统本改。

【语译】阳气升而不降称为否，阴气降而不升也称为否；阳气降而不升称作格，阴气升而不降也称作格。否格，就是阴阳之气不能相互顺接。

阳气奔于上则烧灼脾肺，发生热甚所致的脾肺疸病。疸病肤色黄赤，大都发生在阳热至极的阶段。阴气走于下则寒凝肝肾，发生寒甚所致的肝肾厥病。厥病肤色青黑，大都发生在阴寒至极的阶段。疸是黄疸，厥是寒厥，都是由于阴阳不相顺接而产生的。阳气甚而燔灼就用壮水法治疗，阴气甚而厥冷就用益火法救助，这就是阴阳相济的道理了。

【导读】本篇论述了阴阳升降失调的病机。《素问·六微旨大论篇》云："升降出入，无器不有。"升降出入乃物质运动的基本形式，而物质本源于"气"，气之升降出入保持协调有序，是生命体的正常状态和基本特征。气分阴阳，故气机升降即阴阳升降。自然界中阳气主升，阴气主降，升已而降，降已而升，维持自然界阴阳气机升降的动态平衡。人生于天地之间，顺应天地阴阳升降则生，逆之则死。若阳升而不降，就可导致"阳奔于上则燔脾肺"；若阴降而不升，就可导致"阴走于下则冰肾肝"，由是则阴阳不相顺接，诸病乃变化而生。对此类病证的治疗，本论承《黄帝内经》（简称《内经》）"阳病治阴，阴病治阳"之经旨，明言阴阳相济之法，为后世相关疾病的治疗奠定了基础。

寒热论第七

本篇统论阴阳失调所致寒或热之病机、病证及辨治总则，故题曰"寒热论"。

【原文】人之寒热往来者，其病何也？此乃阴阳相胜也。阳不足则先寒后热，阴不足则先热后寒。又，上盛则发热，下盛则发寒。皮寒而燥[1]者，阳不足；皮热而燥[1]者，阴不足。皮寒而寒[2]者，阴盛也；皮热而热[3]者，阳盛也。

【注释】

[1] 燥：相对于皮寒、皮热而言，此指内燥。

[2] 寒：相对于皮寒而言，此指内寒。

[3] 热：相对于皮热而言，此指内热。

【语译】人有患寒热往来者，是什么病呢？这是阴阳盛衰相争相克所生的病。阳不足则先寒后热，阴不足则先热后寒。还有，上部实盛就发热，下部实盛就发寒。皮肤发寒而体内燥热的是阳不足，皮肤发热而体内燥热的是阴不足。皮肤发寒而体内亦发寒的是阴寒太盛，皮肤发热而且体内亦发热的是阳热太盛。

【导读】本段论述了寒热病证之所由，提出"此乃阴阳相胜也"。寒热，乃阴阳失调之所化，《素问·阴阳应象大论篇》云："阳盛则阴病，阴盛则阳病。"本篇继承《内经》经旨，以"阴阳相胜"高度概括"寒热往来"的病机。阴阳的偏盛偏衰，即可表现出或寒或热的症状。

【原文】发热[1]于下，则阴中之阳邪也；发热[1]于上，则阳中之阳邪也。寒起于上，则阳中之阴邪也；寒起于下，则阴中之阴邪也。寒[2]而颊赤多言者，阳中之阴邪也；热而面青多言者，阴中之阳邪也。寒而面青多言者，阴中之阴邪也。若不言者，不可治也。阴中之阴中[3]者，一生九死，阳中之阳中[3]者，九生一死。

阴病难治，阳病易医。诊其脉候，数在上[4]，则阳中之阳也；数在下，则阴中之阳也。迟在上，则阳中之阴也；迟在下，则阴中之阴也。数在中，则中热；迟在中，则中寒。寒用热取，热以寒攻，逆顺之法，从乎天地，本乎阴阳也。

【注释】

[1] 发热：医统本作"热发"，可从。

[2] 寒：依上下文义，此前疑脱"热而颊赤多言者阳中之阳邪也"之句。

[3] 中：伤害。

[4] 上：指寸口脉的寸部。下文之"下"，指寸口脉的尺部。下文之"中"，指寸口脉的关部。

【语译】热起于下半身的，是阴中的阳邪所致；热起于上半身的，是阳中的阳邪所致。寒发于上半身的，是阳中的阴邪所致；寒发于下半身的，是阴中的阴邪所致。恶寒而兼有面颊发赤、言语较多的，是阳中的阴邪所致；发热而兼有面色发青、言语较多的，是阴中的阳邪所致；恶寒而兼有面色发青、言语较多的，是阴中的阴邪所致。若是默默无言、少言寡语的，就不可治了。阴中之阴邪所致的病，九死一生；阳中之阳邪所致的病，九生一死。

阴病难以医治，阳病易于医治。诊察阴病阳病的脉候，若数脉在寸口，就是阳中的阳邪致病；数脉在尺部，就是阴中的阳邪致病。迟脉在寸口，就是阳中的阴邪致病；迟脉在尺部，就是阴中的阴邪致病。数脉在关部，就是中焦有热；迟脉在关部，就是中焦有寒。寒邪用热药治疗，热邪用寒药治疗。逆治顺治的大法，须顺从于天地的变化，本源于阴阳的盛衰。

【导读】本段论述了寒热病证之辨治要点。本论辨寒热以面色之青赤、言语之多寡、脉之迟数及脉位所在为法。治寒热之法，本论提出了"寒用热取，热以寒攻"的方法，对后世寒热病证的辨治具有重要的启发意义。

【原文】天地者，人之父母也；阴阳者，人之根本也。未有不从天地阴阳者也。从者生，逆者死，寒之又寒[1]，热之又热者生。《金匮大要论》[2]云：夜发寒者从，夜发热者逆；昼发热者从，昼发寒者逆。从逆之兆，亦在乎审明。

【注释】

[1] 寒之又寒：据"得阴者死"之理及"热之又热者生"语例，后疑脱"者死"二字。

[2]《金匮大要论》：古医经名。

【语译】 天地，是人之父母；阴阳是人之根本。人没有不顺从天地阴阳变化而

能生存的。顺从天地阴阳变化的就能生存，违背天地阴阳变化的就会死亡。反复用寒凉药的预后不佳，主死，反复用温热药的预后尚可，主生。《金匮大要论》说：夜晚发寒的病证属顺，夜晚发热的病证属逆；白昼发热的病证属顺，白昼发寒的病证属逆。属顺属逆的征兆，也在于审察详明。

【导读】 本段论述了寒热病证顺逆之征。强调临床应根据发热发寒的时间辨别寒热顺逆预后，同时再一次强调"天人相应"，认为人应顺从天地阴阳的变化，从者生，逆者死。

虚实大要论第八

本篇以虚实立论，阐述脏腑虚实病机及辨治总则，故题曰"虚实大要论"。

【原文】 病有脏虚脏实，腑虚腑实；上虚上实，下虚下实，状[1]各不同，宜深消息[2]。

【注释】

[1] 状：病状，病情。

[2] 消息：推敲，斟酌。

【语译】 疾病分有五脏虚五脏实，六腑虚六腑实；上部虚上部实，下部虚下部实，病状各不相同，当仔细推敲。

【导读】 本段提出了临床诊病之虚实应辨明属脏、属腑，属上、属下，为本篇之总论。

【原文】 肠鸣气走，足冷手寒，食不入胃，吐逆无时，皮毛憔悴，肌肉皱皱[1]，耳目昏塞，语声破散[2]，行步喘促，精神不收，此五脏之虚也。诊其脉，举指而活[3]，按之而微，看在何部，以断[4]其脏也。又，按之沉、小、弱、微、短、涩、软、濡，俱为脏虚也。虚则补益，治之常情耳。

饮食过多，大小便难，胸膈满闷，肢节疼痛，身体沉重，头目昏眩，唇[5]肿胀，咽喉闭塞，肠中气急，皮肉不仁，暴生喘乏，偶作寒热，疮疽并起，悲喜时来，或自痿弱，或自高强，气不舒畅，血不流通，此脏之实也。诊其脉，举按俱盛者，实也。又，长、浮、数、疾、洪、紧、弦、大，

俱曰实也，看在何经，而断其脏也。

【注释】

[1] 皱皴：谓肌肤因寒冷干燥而起褶开裂。

[2] 语声破散：声音嘶哑。

[3] 活：滑利不滞。

[4] 断：决断，判断。

[5] 唇：徐本其后有"舌"。据前后文例，可从。

【语译】肠鸣矢气，手足冰凉，进食就吐，吐逆没有定时，皮肤毛发憔悴，肌肉干燥起皱开裂，双目昏花，两耳闭塞，语声嘶哑，行走喘促，精神涣散，这些属五脏的虚证。诊察五脏虚证的脉象，轻取时滑利，重按时微弱，根据脉象出现在什么部位，就可以诊断是哪一个脏的虚证了。同时，重按时脉来沉、小、弱、微、短、涩、软、濡，都是五脏虚证的脉象。虚证就可以用补益法，这是治疗的常规。

饮食过多，大小便困难，胸膈满闷，肢体关节疼痛，身体沉重，头目昏眩，唇舌肿胀，咽喉闭塞，肠中气胀急迫，皮肤肌肉麻木不仁，突发喘息，偶然出现恶寒发热，疮疡痈疽并发，时悲时喜，或者自感卑下，或者自感高强，气不舒畅，血不流通，这些属五脏的实证。诊察五脏实证的脉象，轻取重按均充实有力，就是五脏的实证。同时，脉来长、浮、数、疾、洪、紧、弦、大，都是五脏实证的脉象。根据脉象属于哪一经，就可以断定是哪一脏的实证了。

【导读】本段分论五脏的虚实病证。五脏的虚证多由于五脏功能减退所致，正气虚弱，表现出一系列以衰退、虚弱、不固等为特征的病证，脉象多虚弱无力，以沉、小、弱、微、短、涩、软、濡等脉象为多；五脏的实证多由于邪气壅滞，气血不通所致，表现出一系列以亢奋、有余、不通等为特征的病证，脉象多充实有力，以长、浮、数、疾、洪、紧、弦、大等脉象为多。

【原文】头疼目赤，皮热骨寒，手足舒缓，血气壅塞，丹瘤[1]更生，咽喉肿痛，轻按之痛，重按之快[2]，食饮如故，曰腑实也。诊其脉，浮而实大者是也。

皮肤瘙痒，肌肉膜胀[3]，食饮不化，大便滑而不止。诊其脉，轻手按之得滑，重手按之得平，此乃腑虚也。看在何经，而正[4]其时[5]也。

【注释】

[1] 丹瘤：病名。《儒门事亲》："夫小儿丹瘤，浮赤走引或遍全身者，乃邪热之毒。"类似血管瘤或丹毒的一种。

[2] 快：痛快，舒畅，舒适。

[3] 膜（chēn 抻）胀：肿胀。

[4] 正：决，判定。《诗经·大雅·文王有声》："维龟正之。"

[5] 时：疑为"腑"字之误。徐本眉批云："时当做腑。"

【语译】头部疼痛，眼睛红赤，皮肤发热，骨内有寒，手足弛缓无力，气血壅滞阻塞，丹毒痈瘤反复发生，咽喉肿痛，轻按时疼痛，重按时舒适，饮食如常，这些是腑实的证候。诊察腑实的脉象，多是浮脉兼见实脉、大脉。

皮肤瘙痒，肌肉肿胀，饮食不能消化，大便滑利不止。诊察患者的脉象，轻取时得滑脉，重按时得平脉，这就是腑虚的脉象。看这些脉象属于哪一经，就可以断定是哪一腑的虚证了。

【导读】本段分论六腑的虚实病证，强调从六腑的生理功能、饮食情况、脉象变化等角度辨别六腑虚实证候。

【原文】胸膈痞满，头目碎痛，饮食不下，脑项昏重，咽喉不利，涕唾稠黏。诊其脉，左右寸口沉结实大者，上实也。

颊赤心忪[1]，举动颤栗，语声嘶嘎[2]，唇焦口干，喘乏无力，面少颜色，颐颔肿满。诊其左右寸脉弱而微者，上虚也。

大小便难，饮食如故，腰脚沉重，脐腹疼痛，诊其左右手脉，尺中脉伏而涩者，下实也。

大小便难，饮食进退[3]，腰脚沉重，如坐水中，行步艰难，气上奔冲，梦寐危险。诊其左右尺中脉滑而涩[4]者，下虚也。病人脉微、涩、短、小，俱属下虚也。

【注释】

[1] 忪（zhōng中）：惊恐，惊惧。《玉篇·心部》："忪，惊也，惶遽也。"

[2] 嘎（shà刹）：声音嘶哑。《金匮要略·百合狐惑阴阳毒病证治》："蚀于上部则声嘎。"

[3] 进退：犹言增减。

[4] 脉滑而涩：医统本注："滑涩不兼见，当有误。"可参。

【语译】胸膈痞满，头目裂痛，饮食不下，头昏颈沉，咽喉不利，涕唾黏稠。诊察患者的脉象，左右手寸口脉来沉、实、结、大的，是上部的实证。

面颊发赤，心中惊恐，行走颤栗，语声嘶哑，唇焦口干，喘息无力，面容憔悴，腭下颈上的部位肿胀。诊察患者的左右寸部脉，脉来弱而微的，是上部的虚证。

大小便困难，饮食如常，腰脚沉重，脐腹疼痛。诊察患者的左右手脉，尺部脉来伏而且涩的，是下部的实证。

大小便困难，饮食时多时少，腰脚沉重，好像坐在水中一样，行走困难，自感有气向上奔突冲撞，梦见处境危险。诊察患者的左右手尺部脉来滑而涩的，是下部的虚证。患者脉来微、涩、短、小，也都属于下部虚证的脉象。

【导读】本段论述了上实、上虚、下实、下虚之病证脉候。上部的虚实病证主要从胸膈、头目、语言等上焦症状和脉象等角度进行辨别。下部的虚实病证则主要从二便、腰腿、脐腹等下焦病证及脉象进行辨别。

上下不宁论第九

本篇以脾病为例，用五行学说解释一脏受病，导致上下（母脏和子脏）气血不和之大要，故题曰"上下不宁论"。

【原文】脾病者，上下不宁，何谓也？脾，上有心之母，下有肺之子。心者，血也，属阴；肺者，气也，属阳。脾病则上母不宁，母不宁则为阴不足也。阴不足，则发热。又，脾病则下子不宁，子不宁则为阳不足也。阳不足，则发寒。脾病，则血气俱不宁，血气不宁，则寒热往来，无有休息，故脾[1]如疟也。

谓[2]脾者，土也；心者，火也；肺者，金也。火生土，土生金，故曰上有心母，下有肺子，脾居其中，病则如斯耳。他脏上下皆法于此也。

【注释】

[1] 脾：此下疑脱"病"字。周本注云："脾如当做如脾"。又宽保本、徐本均注云："脾当作病。"可参。

【导读】本论用五行学说解释五脏病机之传变。以脾脏上有心母、下有肺子为例，论证一脏受病可累及他脏，即一脏不安，则上下不宁，体现了中医五脏整体观。

[2] 谓：此上疑有脱文。

【语译】脾脏有病，上下各脏都不安和。为什么这样呢？脾脏之上有母脏心，下有子脏肺。心，主血，属阴；肺，主气，属阳。脾脏有病就使在上之母脏不安和，母脏不安和就导致阴血不足，阴血不足就发热。另外，脾脏受病还可使在下的子脏不安和，子脏不安和就导致阳气不足，阳气不足就发寒。脾脏受病可使血气都不得安和，血气不安和就寒热往来，没有休止，所以脾脏受病就像得了疟疾一样。

脾属土，心属火，肺属金。火生土，土生金，所以说脾上有心母，下有肺子。脾处在心母、肺子之中，脾脏受病就必然是这样的证候了。其他各脏都有在上的母脏和在下的子脏，有病皆可依此推知。

脉要论第十

本篇在阐释天地、阴阳、寒热、虚实、上下之后，以气血盛、衰、热、寒、微、平等论脉象，总述诊脉之大要，故题曰"脉要论"。

【原文】脉者，乃气血之先[1]也。气血盛则脉盛，气血衰则脉衰；气血热则脉数，气血寒则脉迟；气血微则脉弱，气血平则脉缓。又，长人脉长，短人脉短；性[2]急则脉急，性缓则脉缓，反此者逆，顺此者从也。

【注释】

[1] 先：开始。

[2] 性：性情，性格。

【导读】本段以气血、身形、性情论脉之顺逆。《素问·脉要精微论篇》云："脉者，血之府也。"脉是气血运行之处，脉象变化反映了气血盛衰。本论以气血之盛、衰、热、寒、微、平以论脉象，并以身形之长短、性情之缓急论脉之因人而异情况。本段总述诊脉之大纲。

【语译】脉是气血运行的开始。气血旺盛则脉盛，气血虚衰则脉衰；气血有热则脉数，气血有寒则脉迟；气血微弱则脉微弱，气血平和则脉平缓。另外，身高高的人则脉长，身高矮的人则脉短；生性急躁的人则脉急，生性和缓的人则脉缓。违背这些规律的脉就是逆脉，符合这些规律的脉就是顺脉。

【原文】又，诸数为热，诸迟为寒，诸紧为痛，诸浮为风，诸滑为虚，诸伏[1]为聚，诸长为实，诸短为虚。又，短、涩、沉、迟、伏，皆属阴；数、滑、长、浮、紧，皆属阳。阴[2]得阴[3]者从，阳[4]得阳[5]者顺，违之者逆。

【注释】

[1] 伏：伏脉。首见于《难经·十八难》，指脉来隐伏深沉，按之推筋着骨始得为特征的脉象。多主厥证、邪闭、痛极等病证。

[2] 阴：指属性为阴的疾病。

[3] 阴．指阴脉。

[4] 阳：指属性为阳的疾病。

[5] 阳：指阳脉。

【语译】另外，诸数脉主热，迟脉主寒，紧脉主痛，浮脉主风，滑脉主虚，伏脉主积聚，长脉主实，短脉主虚。又有，短脉、涩脉、沉脉、迟脉、伏脉，都属阴类脉象；数脉、滑脉、长脉、浮脉、紧脉，都属阳类脉象。阴类病证得阴类脉象是顺脉，阳类病证得阳类脉象是顺脉，与此相反者就是逆脉。

【导读】本段论述了诸脉主病及脉之顺逆。同时，提出从阴阳所属论脉之顺逆，一般阴病得阴脉、阳病得阳脉为顺，反之为逆。

【原文】阴阳消息[1]，以经而处之[2]，假令数在左手[3]，得之浮者，热入小肠；得之沉者，热入于心，余皆仿此。

【注释】

[1] 消息：犹言消长，即生死盛衰。《昭明

文选·七发》："从容猗靡，消息阴阳。"注："善曰：消，灭也；息，生也。"

[2] 以经而处之：谓凭脉来断定其盛衰生死。处，定也。《国语·晋语》："蚕处之。"注："处，定也。"

[3] 手：宽保本、徐本均作"寸"，疑是。

【语译】阴阳消长，凭脉来断定其盛衰生死。假令左手寸口脉数，兼见浮脉的，是热邪侵入小肠；兼见沉脉的，是热邪侵入心脏。其余各种脉象的诊法都依此类推。

【导读】本段以数脉为例论诊脉之大纲，提出了"阴阳消息，以经而处之"的诊脉原则。根据脉象诊察疾病，决断生死，是中医学的重要理论，也是本书的特色之一，故列专论以阐述之。

五色—作绝脉论第十一

本篇以五色、五脉为依据，判定"五绝"而诊断生死，故题曰"五色脉论"。

【原文】面青，无右关脉者，脾绝[1]也，木克土；面赤，无右寸脉者，肺绝也，火克金；面白，无左关脉者，肝绝也，金克木；面黄，无左尺脉者，肾绝也，土克水；面黑，无左寸脉者，心绝也，水克火。五绝[2]者死。

【注释】

[1] 面青，无右关脉者，脾绝也：青色属木，右关脉候脾，脾属土。面青而无右关脉，是木克土，故断为脾绝。余依此类推。

[2] 五绝：指脾绝、肺绝、肝绝、肾绝、心绝。

【语译】面色发青，又无右关脉的，是脾绝，是木克土之故；面色发赤，又无右寸脉的，是肺绝，是火克金之故；面色发白，又无左关脉的，是肝绝，是金克木之故；面色发黄，又无左尺脉的，是肾绝，是土克水之故；面色发黑，又无左寸脉的，是心绝，是水克火之故。有五绝证候的，主死。

【导读】本段论述了五色、五脉互见以断五绝及生死的基本方法。

【原文】凡五绝当时即死[1]，非其时则半岁死。然五色虽见，而五脉[2]不见，即非病者矣以下赵写本缺。

【注释】

[1] 当时即死：谓适逢其"所不胜"之时令则难治。如病在肺，面赤，无右寸脉则为脉绝。肺应秋，属金。若适逢肺绝在夏，则为其所不胜之时令，即死。

[2] 五脉：指五脏绝脉。

【语译】五绝脉候适逢该脏所不胜的时令，当时即死亡，不逢该脏所不胜的时令，半年以后死亡。但是，虽五色已显露，而五绝脉候未出现的，并不一定属于此种病候了。

【导读】本段论述了五绝当其时与否及五色、五脉不互见的诊法。文中以五色、五脉、时气三者为依据判断疾病预后。色绝、脉绝者死，但若五色虽见，五脉不见，即色青而有右关脉者，则为色绝而脉不绝，即非死候。即使色绝、脉绝并见，尚须根据其是否适逢该脏气所不胜之时进行判断。本段强调，临证以诊脉为主，参以望色、察时气而断其生死之候。

脉病外内证决论第十二

本篇以风、气、劳、肠澼、热、寒等病为例，指出如何以脉证来判断预后，故题曰"脉病外内证决论"。

【原文】病风人，脉紧[1]、数、浮、沉，有汗出不止，呼吸有声者死，不然则生。

病气[2]人，一身悉肿，四肢不收，喘无时，厥逆不温[3]，脉候沉小者死，浮大者生。

病劳[4]人，脱肛，骨肉相失[5]，声散[6]，呕血，阳事不禁[7]，梦寐交侵[8]，呼吸不相从[9]，昼凉夜热者死；吐脓血者亦死。其脉不数，有根蒂[10]者，及颊不赤者，生。

病肠澼[11]者，下脓血，病人脉急，皮热，食不入，腹胀，目睛者，死；或一身厥冷，脉沉细而不生[12]者亦死；食如故，脉沉浮有力而不绝者，生。

病热人，四肢厥，脉弱，不欲见人，食不入，利下不止者，死；食入，四肢温，脉大，语狂无睡者，生。

病寒人，狂言不寐，身冷，脉数，喘息目直[13]者，死；脉有力而不喘者，生。

【注释】

[1] 紧：孙本作"肾"，形近之误。据瓒本、宽保本改。

[2] 气：气病，泛指气的失常所导致的各类病证。

[3] 温：孙本作"湿"，形近之误。据瓒本改。

[4] 劳：虚劳。

[5] 骨肉相失：骨肉相互脱离，形容瘦削貌。《素问·玉机真脏论篇》："大骨枯槁，大肉陷下。"

[6] 声散：声音低微沙哑。

[7] 阳事不禁：指房事不能自控。

[8] 梦寐交侵：即梦交。

[9] 呼吸不相从：气短貌，谓呼吸不相随行。

[10] 根蒂：指脉有胃气。

[11] 肠澼：古病名。指下痢脓血的痢疾等病。《集韵》："澼，肠间水。"

[12] 不生：犹言不能显出。《周易·观卦》："上九，观其生。"注："生，犹动出也"。

[13] 目直：呆视貌。

【语译】患风病的人，脉来紧、数、浮、沉，伴有汗出不止，呼吸声重的，主死，没有这些症状的，就主生。

患气病的人，全身皆肿，四肢松弛，不时喘息，手足厥冷，肌肤不温，脉来沉细的，主死，脉来浮大的，主生。

患劳病的人，脱肛，骨肉瘦削，声音低微嘶哑，呕血，房事不能自控，梦交，呼吸气短，白昼身凉，夜晚发热的，主死；吐脓血的，也主死。患劳病的人，如果脉来不数，脉有胃气以及面颊不潮红的，主生。

患痢疾的人，泻下脓血，脉急，皮肤发热，不能进食，腹部胀满，双目呆视的，主死；或者全身厥冷，脉沉细而不能应指的，也主死；饮食正常，脉来不绝，沉取浮取均有力的，主生。

患热病的人，四肢厥冷，脉象微弱，不想见人，不能进食，大便泄利不止的，主死；饮食进，四肢温暖，脉大，狂言乱语，不得入睡的，主生。

患寒病的人，狂言乱语，不睡觉，身冷，脉数，气喘，双目直视的，主死；脉有力而又不喘的，主生。

【导读】 本段以病风、气、劳、肠澼、热、寒者之脉证为例，指出如何以脉证来判断预后，以决生死。脉证合参，一直是中医判断疾病轻重与预后的重要方法。《内经》十分重视从脉证关系辨别疾病的顺逆，如《素问·平人气象论篇》指出："风热而脉静，泄而脱血脉实，病在中脉虚，病在外脉涩坚者，皆难治。"《素问·玉机真藏论篇》也指出："病热脉静，泄而脉大，脱血而脉实，病在中脉实坚，病在外脉不实坚者，皆难治。"认为脉证不符，如实证见虚脉，虚证见实脉，阳证见阴脉，阴证见阳脉，脉证相逆，预后差。脉证相符，如实证见实脉，虚证见虚脉，阳证见阳脉，阴证见阴脉，预后好。强调临证必须脉证合参，审辨逆从。

【原文】 阳病人，_{此篇精神颠倒以上赵写本亦缺}精神颠倒，寐而不惺[1]，言语失次，脉候浮沉有力者，生；无力及食不入胃，下利不定[2]者，死。

久[3]病人，脉大，身瘦，食不充肠，言如不病，坐卧困顿者，死；若饮食进退，脉小而有力，言语轻嘶，额无黑气，大便结涩者，生。

【注释】

[1] 惺：醒。

[2] 定：止。

[3] 久：疑为"阴"字之误。

【语译】 患阳病的人，精神错乱，睡而不醒，语无伦次，脉候浮沉有力的，主生；脉来无力以及食入即吐，下利不止的，主死。

患阴病的人，脉大，身体消瘦，能食善饥，言语洪亮如常，坐卧均感困倦疲乏的，主死；若饮食时增时减，脉小而有力，言语低微嘶哑，额部没有黑气，大便硬结干涩的，主生。

【导读】 本段论述了阳病、久（阴）病脉证以决生死的机制。一般阳病见阳证、阳脉，阴病见阴证、阴脉，主生，预后好。反之，阳病见阴证、阴脉，阴病见阳证、阳脉，主死，预后差。

【原文】 大凡阳病阴证，阴病阳证，身瘦脉大，肥人脉衰，上下交变，阴阳颠倒，冷热相乘[1]，皆属不吉。从者生，逆者死，治疗之法，宜深消息[2]。

[1] 冷热相乘：犹言寒热交加。《淮南子·氾论训》："强弱相乘。"注："乘，加也。"

[2] 消息：推敲、斟酌。

【语译】大凡阳病出现阴证，阴病出现阳证，身体瘦弱的人脉大，身形肥

胖的人脉衰，上下证候交相变化，阴阳颠倒，冷热交加，这都属于不吉祥的征兆。脉证相合的，主生；脉证相逆的，主死。治疗疾病的方法，应该仔细推敲。

【导读】本段继续从阴阳病证与形脉之顺逆论病之顺逆生死。

生死要论第十三

本篇主要论述了以平人十三种突变脉候判断生死之要诀，故题曰"生死要论"。

【原文】凡不病而五行绝[1]者，死；不病而性变[2]者，死；不病而暴语妄者，死；不病而暴不语者，死；不病而暴喘促者，死；不病而暴强厥一作中者，死；不病而暴目盲者，死；不病而暴耳聋者，死；不病而暴痿缓者，死；不病而暴肿满者，死；不病而大小便结者，死；不病而暴无脉者，死；不病而暴昏冒[3]如醉者，死。

此皆内气先尽一作绝故也。逆者即死，顺者二年，无有生者也。

【注释】

[1] 五行绝：五脏精气衰竭。

[2] 性变：指性情改变。《论衡·初禀》："性，生而然者也。"

[3] 昏冒：昏眩冒闷。

【语译】大凡平时没有病态，但五脏

精气竭绝的，主死；平时没有病态，但性情脾气大变的，主死；平时没有病态，但突然狂言乱语的，主死；平时没有病态，但突然沉默不语的，主死；平时没有病态，但突然喘促不止的，主死；平时没有病态，但突然僵直逆冷的，主死；平时没有病态，但突然双目失明的，主死；平时没有病态，但突然耳聋失聪的，主死；平时没有病态，但突然四肢痿弱弛缓的，主死；平时没有病态，但突然周身肿胀的，主死；平时没有病态，但突然大小便闭结不通的，主死；平时没有病态，但突然无脉应指的，主死；平时没有病态，但突然昏眩冒闷像酒醉那样的，主死。

这些都是由于脏腑之气先竭尽而病态突然显露于外的缘故。脉证相反的，当时就会死亡，脉证相合的，还能延续两年，就再没有能生存的了。

【导读】本篇先从脏腑、心理、语言、呼吸、形体、官窍、二便、脉象、神志等方面论述无病者突变之脉证，以判断其死候，继而探究上述诸变之因。因为"内气先尽"，有诸内必形于诸外，内在脏腑精气先绝，则平人必暴病，且预后不佳。

本篇进一步强调了保持五脏精气充盛的重要性。

病有灾怪论第十四

本篇论述了八种病证败损变异之象并考究其原因，故题曰"病有灾怪论"。

【原文】病有灾怪[1]，何如也？病者应寒而反热，应热而反寒，应吐而不吐，应泻而不泻，应汗而不汗，应语而不语，应寐而不寐，应水[2]而不水，皆属灾怪也。

此乃五脏之气不相随从[3]而致之矣。四逆[4]者，不治。四逆者，谓主客运气，俱不得时也。

【注释】

[1] 灾怪：指病证的灾变怪异之象。灾者，败损也；怪者，变异也。

[2] 水：指饮水。

[3] 五脏之气不相随从：谓五脏之气不能循时序而顺传。《素问·玉机真脏论篇》云："四

时之序，逆从之变异也。"可互参。

[4] 四逆：谓主气、客气、主运、客运均与四时之气不相得。

【语译】病有灾变怪异，指的是什么呢？患者应恶寒而反发热，应发热而反恶寒，应呕吐而不呕吐，应泻利而不泻利，应出汗而不出汗，应多语而反不言，应喜睡却不思睡，应多饮却不饮水，这些都属于病证的灾变怪异。

这些灾变怪异就是由于五脏之气不能循时序传变而导致的。四逆的疾病是不可治疗的。所谓四逆，是指主气、客气、主运、客运都不与四时之气相合。

【导读】本篇从病者应寒、应热、应吐、应泻、应汗、应语、应寐、应水八个方面的异常表现，论述病之灾怪，并分析其原因，告诫医者疾病表现往往变化多端，临床应知常达变，透过疾病表象探其本质。同时，本篇还提出，发生灾变怪异的原因是因为五脏之气不能循时序传变，导致四逆，即主气、客气、主运、客运都不与四时之气相合，说明了当时五运六气的学术思想已经被广泛应用到医学理论中。

水法有六论第十五

本篇论述了六腑阳证及其治疗大法。六腑为阳，为病多"阳之系也"，阳盛阴必不盈，故治疗"则济之以水母"，即以水济火，故题曰"水法有六论"。

【原文】病起于六腑者，阳之系也。阳之发[1]也，或上或下，或内或外，或畜[2]在中。行之极[3]也，有能歌笑者，有能悲泣者，有能奔走者，

有能呻吟者，有自委曲[4]者，有自高贤[5]者，有寤而不寐者，有寐而不寤者，有能食而不便利者，有不能食而便自利者，有能言而声清者，有不能言而声昧[6]者，状各不同，皆生六腑也。

【注释】

[1] 阳之发：指因阳邪而发病。

[2] 畜：积聚。《周易·小畜·释文》："畜，积也，聚也。"

[3] 行之极：谓发展至极，此即指阳明实证。

[4] 自委曲：自觉卑下貌。

[5] 自高贤：自认为高尚、贤良优于他人。

[6] 昧：模糊。

【语译】病证起自六腑的，皆与阳邪相关。阳邪所致的病证，或上或下，或内或外，或积聚于中。阳病发展到极点，有高歌狂笑的，有悲伤哭泣的，有狂奔疾走的，有呻吟不止的，有自感卑微低贱的，有自感高尚贤良的，有醒而不睡的，有睡而不醒的，有能食但大便不通利的，有不能食但大便通利的，有能言语而声音清楚的，有不能言语而声音模糊的。症状各不相同，但都产生于六腑。

【导读】本段论述了六腑病证。六腑为阳，为病多"阳之系也"，临床症状表现不一，但因皆与阳邪相关，故临床治疗常以寒治热，或滋阴降火，即以水济火，故曰水法。

【原文】喜其通者，因以通之；喜其塞者，因以塞之；喜其水者，以水济之；喜其冰者，以冰助之。病者之乐，慎[1]勿违背，亦不可强抑之也。如此从顺，则十生其十，百生其百，疾无不愈矣！

【注释】

[1] 慎：孙本作"孝宗庙讳"。今恢复本字。

【语译】患者喜好通利，就用通利的药物治疗；患者喜好收塞，就用收塞的药物治疗；患者喜好水液，就用滋阴的药物救济；患者喜好寒凉，就用寒凉的药物救助。患者的喜好，注意不要违背，也不可以勉强抑制。这样顺从患者的喜好去治疗，就会有十个患者，十个都病愈了，有一百个患者，一百个都病愈了，疾病就没有不能痊愈的了。

【导读】本段论述了六腑病证的治疗法则，即顺应病者喜恶来治疗。这一方法，早在《内经》中就非常重视，如《灵枢·师传》即指出："夫治民与自治，治彼与治此，治小与治大，治国与治家，未有逆而能治之，夫惟顺而已矣。顺者，非独阴阳脉论气之逆顺也，百姓人民，皆欲顺其志也。"告诫医生临证时应了解患者的意愿，顺其志而调治之。本段所谓从、顺者，乃以病者所欲而言耳，故曰"病者之乐，慎勿违背，亦不可强抑之也"。

火法有五论第十六

本篇论述了五脏阴证及其治疗大法。五脏为阴，为病多"阴之属也"，阴盛阳必不足，故治疗"则助之以火精"，遂以"火法"概之，故曰"火法有五论"。

【原文】 病起于五脏者，皆为阴之[1]属也。其发也，或偏枯[2]，或痿躄[3]，或外寒而内热，或外热而内寒，或心腹膨胀，或手足拳挛，或口眼不正，或皮肤不仁，或行步艰难，或身体强硬，或吐泻不息[4]，或疼痛不宁，或暴无语，或久无音，绵绵默默[5]，状若死人。如斯之候，备出于阴。

【注释】

[1] 之：赵本此下有"所"字，可从。

[2] 偏枯：病证名。又名偏风，亦称半身不遂。指因风邪而致一侧肢体偏废不用的疾病。

[3] 痿躄（bì 必）：病证名。指四肢痿弱，足不能行之症。躄，瘸而难行。《广韵·昔第二十二》："躄，跛……人不能行也。"

【导读】 本段论述了五脏之阴证症状。

[4] 息：停止。

[5] 绵绵默默：虚弱无力、寂静无声貌，此谓不语不食微微似有一丝气息之状。《素问·脉要精微论篇》："（脉）绵绵其去如弦绝。"王冰注："绵绵言微微似有而不甚应于手也。"又，《金匮要略·百合狐惑阴阳毒病脉证并治》："意欲食，复不能食，常默默。"

【语译】 病证起自五脏的，皆与阴邪相关。这种病证发作起来，或偏枯，或肢体痿弱，或外寒而内热，或外热而内寒，或心腹胀满，或手足拘急挛缩，或口眼歪斜，或皮肤麻木不仁，或行步艰难，或身体僵硬，或吐泻不止，或疼痛不得安宁，或突然不能言语，或长期失音，气息微弱，状态好像是死人一样。像这样的证候，都是由于阴邪所致。

五脏为阴，为病多"阴之属也"。

【原文】 阴之盛也，阳必不足；阳之盛也，阴必不盈。故前论云：阳不足则助之以火精；阴不足则济之以水母者是也。故喜其汗者汗之；喜其温者温之；喜其热者热之；喜其火者火之；喜其汤者汤之。温[1]热汤火，亦在其宜。慎[2]勿强之，如是，则万全其万。

水火之法，真阴阳也[3]。治救之

道，当详明矣！

【注释】

[1] 温：宽保本此上有"汗"字，可从。

[2] 慎：孙本作"孝宗庙讳"。今恢复本字。

[3] 水火之法，真阴阳也：水火之法为济阴助阳之真正大法。

【语译】 阴太盛，阳必定不充足；阳太盛，阴必定不充盈。所以前论说：阳不足用属阳的药物治疗，阴不足用属阴的药物治疗。因此，患者喜好发汗，就用发汗的方法治疗；患者喜好温熨，就用温熨的方法治疗；患者喜好热敷，就用热敷的方法治疗；患者喜好火灸，就用火灸治疗；患者喜好汤药，就用汤药治疗。温熨、热敷、汤药、火灸，也是与患者喜好相宜。

注意不要强迫患者接受，如果这样，就能万无一失。

水法、火法的治疗法则，是真正调和阴阳的法则，这种治病救人的道理，应当能够详尽明白了。

【导读】本段论述了阴阳偏盛之病理，提出了其治疗大法，以水法、火法统括调和脏腑阴阳之法。同时继承上论经旨，强调应顺应病者喜恶来治疗的方法。

风中有五生死论第十七

本篇先详述风中于五脏之证候，后论述风病之成因及预后，故题曰"风中有五生死论"。

【原文】风中有五者，谓肝、心、脾、肺、肾也。五脏之中，其言生死，状各不同。

心风之状一作候，汗自出而好偃[1]，仰卧不可转侧，言语狂妄。若唇正赤者生，宜于心俞[2]者灸之。若唇面或青或黄，或白或黑，其色不定，眼睛[3]动不休者，心绝也，不可救，过五六日即死耳。

肝风之状，青色围目连额上，但坐不得倨偻[4]者可治。若喘而目直视，唇面俱青者死。肝风宜于肝俞[5]灸之。

脾风之[6]状，一身通黄，腹大而满，不嗜食，四肢不收持。若手足未青而面黄者可治，不然即死。脾风宜于脾俞[7]灸之。

肾风之状，但踞坐[8]而腰脚重痛也，视其胁下，未生黄点者，可治，

不然即死矣。肾风宜灸肾俞[9]穴也。

肺风之状，胸中气满，冒昧[10]汗出，鼻不闻香臭，喘而不得卧者，可治。若失血及妄语者，不可治，七八日死。肺风宜于肺俞[11]灸之。

凡诊其脉，滑而散[12]者，风也。缓而大，浮而紧一作虚，软[13]而弱，皆属风也。

中风之病，鼻下赤黑相兼，吐沫而身直者，七日死也。

又，中风之病，口噤[14]筋急，脉迟者生，脉急而数者死。

又，心脾俱中风，则舌强不能言也；肝肾俱中风，则手足不遂也。

【注释】

[1] 偃（yǎn演）：仰，仰卧。《广韵》："偃，仰。"

[2] 心俞：经穴名，属足太阳膀胱经，在背部第5胸椎棘突下旁开1.5寸处。

[3] 瞤（shùn 顺）：眼睑跳动。

[4] 倨偻（jù lǔ 巨旅）：谓屈背曲脚貌。

[5] 肝俞：经穴名，属足太阳膀胱经，在背部第9胸椎棘突下旁开1.5寸处。

[6] 之：孙本无。据瓒本、宽保本补。依上下文例，可从。

[7] 脾俞：经穴名，属足太阳膀胱经，在背部第11胸椎棘突下旁开1.5寸处。

[8] 踞（jù 巨）坐：坐时两脚底和臀部着地，两膝上耸。

[9] 肾俞：经穴名，属足太阳膀胱经，在背部第2腰椎棘突下旁开1.5寸处。

[10] 冒昧：头晕目眩貌。

[11] 肺俞：经穴名，属足太阳膀胱经，在背部第3胸椎棘突下旁开1.5寸处。

[12] 散：散脉，脉象名，指以脉来浮散无根，至数不齐为特征的脉象。主元气离散的重证。

[13] 软：软脉，脉象名，即濡脉，指脉来浮细而软。主诸虚证，又主湿邪为病。

[14] 口噤：牙关紧闭。

【语译】风邪致病有五种名称，分别是肝风、心风、脾风、肺风、肾风也。五脏所患的疾病当中，若论生死预后，症状各不相同。

心风的症状，自汗出而好仰卧，仰卧不能转侧，言语狂妄。若唇色红润的，主生，宜在心俞穴灸治。若嘴唇、面部色泽时青时黄，时白时黑，颜色不定，眼皮跳动不休的，是心气竭绝，不可救，过五、

六日就会死亡。

肝风的症状是眼睛周围及额部色青，只能正坐而不能屈背弯腿的，可以医治。若气喘而双目呆视，嘴唇、面部色泽俱青的，主死。肝风宜在肝俞穴灸治。

脾风的症状是全身发黄，腹部胀大满闷，不欲饮食，四肢松弛无力。若手足未发青而面色发黄的，可以医治，否则即死。脾风宜在脾俞穴灸治。

肾风的症状是只能以手撑膝，盘曲双腿坐着，而且腰脚沉重疼痛，诊视他的胁下，没有出现黄色斑点的，可以医治，否则即死。肾风宜灸肾俞穴。

肺风的症状，胸中气满，头晕目眩，出汗，鼻不能闻出香臭，喘促而不能安卧的，可以医治。若咯血和狂言乱语的，不可医治，七、八日内即死。肺风宜在肺俞穴灸治。

大凡诊察患者的脉象，滑脉而兼见散脉的，属风病；缓脉兼见大脉，浮脉兼见紧脉，软脉兼见弱脉，都属风病。

中风患者，鼻端红黑相兼，口吐涎沫而身体僵直的，七日即死。

此外，中风患者，口噤而筋脉拘急，脉迟的主生，脉急而数的主死。

另外，心脾同时中风，可见舌体僵硬，不能言语；肝肾同时中风，可见手足麻木，不能随意运动。

【导读】本段首先论述了风中于五脏的不同症状。其次，论述了中风脉候，以决生死。并提出凡中风，"鼻下赤黑相兼，吐沫而身直者""脉急而数者死"预后不佳，"口噤筋急，脉迟者"预后良好等，为判断临床中风病的预后奠定了基础。

【原文】风之厥[1]，皆由于四时不从之气，故为病焉。有瘾疹[2]者，有偏枯[3]者，有失音者，有历节[4]者，有癫厥[5]者，有疼痛者，有聋瞽[6]者，有疮癞[7]者，有胀满者，有喘乏者，有赤白者，有青黑者，有瘙痒者，有狂妄者，皆起于风也。

其脉浮虚者，自虚而得之；实大者，自实而得之；弦紧者，汗出而得之；喘乏者，饮酒而得之；癫厥者，自劳而得之；手足不遂[8]者，言语謇涩[9]者，房中而得之；瘾疹者，自痹[10]一作卑湿而得之；历节疼痛者，因醉犯房而得之；聋瞽疮癞者，自五味饮食冒犯禁忌而得之。千端万状，莫离于五脏六腑而生矣。所使之候，配以此耳！

【注释】

[1] 风之厥：犹言逆时之风，即风邪。

[2] 瘾疹：病证名。又名隐疹、风瘙瘾疹、风疹块。是指皮肤出现大小不等、形态不一的风团，时隐时现，自觉瘙痒，发无定处，骤起骤退，退后不留痕迹。相当于荨麻疹。

[3] 偏枯：病证名。又名偏风，亦称半身不遂。指因风邪而致一侧肢体偏废不用的疾病。

[4] 历节：病证名。亦称痛风、痛痹、风痹、白虎风、白虎历节。临床以关节剧烈疼痛，屈伸不利为主要特点。

[5] 癫厥：古病名。即厥癫，厥逆癫狂的病证。

[6] 聋瞽（gǔ 鼓）：目盲。

[7] 癞（lài 赖）：恶疾，此指麻风病。

[8] 遂：孙本作"中"，据本篇上文及宽保本改。

[9] 言语謇涩：症名。指因舌体转动不灵，说话艰难或吐字不清的症状。多因风邪乘袭，痰涎壅盛所致。为中风主症之一。

[10] 痹：疑为"卑"字之误。

【语译】风邪，都是由于四时不正之气所致，然后产生了疾病。有患瘾疹的，有患偏枯的，有患失音的，有患历节风的，有发癫痫厥逆的，有身体疼痛的，有耳聋目盲的，有发疮疡恶疾的，有腹大胀满的，有气喘乏力的，有唇面赤白的，有唇面青黑的，有皮肤瘙痒的，有狂躁妄乱的，这些都起于风邪。

上述病证中脉象虚浮的，是由正气虚弱所致；脉象实大的，是由邪气盛实所致；脉象弦紧的，是汗出以后感受风邪所致；气喘乏力的，是饮酒以后感受风邪所致；癫痫厥逆的，是由劳累以后感受风邪所致；手足麻木不遂和言语謇涩的，是房事以后感受风邪所致；患瘾疹的，是因感受湿邪所致；历节疼痛的，是酒醉后强行房事所致；耳聋目盲和患疮疖恶疾的，是由于饮食五味偏嗜，冒犯了饮食禁忌所致。千万种症状，没有因离开五脏六腑而产生的。所列举的各种证候，只是用五脏六腑来相配罢了！

【导读】本段论述了风病的成因及诸脉候。本篇总论外邪之为病，其因以风赅之。盖"风为百病之长"，六气之中，唯风能兼五气伤人，致病广泛。论中所谓"风之厥"者，非后世所言风厥之证，乃谓风邪为病，即逆时之风所致。同时，又指出，风邪致病，虽临床表现"千端万状"，但"莫离于五脏六腑而生矣"，常常是由于饮酒过度、过度劳累、饮食偏嗜等因素，伤及五脏六腑，风邪乘虚而入所致。

积聚癥瘕杂虫论第十八

本篇论述了五积、六聚、十二癥、八瘕、九虫之名及其成因及症状，故题曰"积聚癥瘕杂虫论"。

【原文】积聚[1]、癥瘕[2]、杂虫者，皆五脏六腑真气失而邪气并[3]，遂乃生焉。久之不除也，或积或聚，或癥或瘕，或变为虫[4]，其状各异。有能害人者，有不能害人者，有为病缓者，有为病速者，有疼者，有痒者，有生头足者，有如抔块[5]者，势类不同。盖因内外相感，真邪相犯，气血熏抟[6]，交合而成也。

【注释】

[1] 积聚：病名。是腹内结块，或痛或胀的病证。积属有形，结块固定不移，痛有定处，病在血分，是为脏病；聚属无形，包块聚散无常，痛无定处，病在气分，是为腑病。因积与聚关系密切，故两者往往一并论述。

[2] 癥瘕：病名。泛指腹腔内包块。有形，按之坚硬不移，痛有定处者为"癥"；聚散无

常，按之游移不定，痛无定处者为"瘕"。

[3] 并：合并，交并，引申为偏盛。

[4] 虫：病名。泛指由虫所致的各种疾患。

[5] 抔块：抔，孙本作"杯"，形近之误，据赵本改。抔块，谓小包块。

[6] 抟：聚也。

【语译】积、聚、癥、瘕、杂虫，都是五脏六腑真气丧失而邪气偏盛，于是就产生这些病。邪气久留不去，或成为积，或成为聚，或成为癥，或成为瘕，或变化为虫。所造成的症状各不相同。有能伤害人体的，有不能伤害人体的，有发病缓慢的，有发病迅速的，有表现疼痛的，有表现瘙痒的，有生长头足的，有像小包块的，形状类别各不相同。总之，是内外相感，正邪相争，气血熏灼聚集，交并会合而成。

【导读】本段论述了积、聚、癥、瘕、杂虫之成因，认为这些病的产生皆是由于五脏六腑真气亏虚，邪气乘虚侵袭，正气和邪气相犯，气血熏灼聚集，交并会合而成。

【原文】积者，系于脏也；聚者，系于腑也；癥者，系于气也；瘕者，系于血也[1]；虫者，乃血气食物相感而化也。

故积有五，聚有六，癥有十二，瘕有八，虫有九，其名各不同也。积有心、肝、脾、肺、肾之五名也[2]，聚有大肠、小肠、胆、胃、膀胱、三

焦之六名也，癥有劳、气、冷、热、虚、实、风、湿、食、药、思、忧之十二名也，瘕有青、黄、燥、血、脂、狐、蛇、鳖之八名也，虫有伏、蛇[3]、白、肉、肺、胃、赤、弱、蛲之九名也。为病之说，出于诸论，治疗之法，皆具于后。

【注释】

[1] 癥者，系于气也；瘕者，系于血也：气血二字疑互倒。

[2] 之五名：孙本无，据宽保本补。依上下文例，当从。

[3] 蛇：疑为"蚘"字之误。蚘，同"蛔"。

【语译】 积病与脏相关，聚病与腑相关，癥病与气相关，瘕病与血相关，虫是血气食物相互交感而化生的。

因此积病有5种，聚病有6种，癥病有12种，瘕病有8种，虫病有9种，它们的名称各不相同。积病有心积、肝积、脾积、肺积、肾积5种病名，聚病有大肠聚、小肠聚、胆聚、胃聚、膀胱聚、三焦聚6种病名，癥病有劳癥、气癥、冷癥、热癥、虚癥、实癥、风癥、湿癥、食癥、药癥、思癥、忧癥12种病名，瘕病有青瘕、黄瘕、燥瘕、血瘕、脂瘕、狐瘕、蛇瘕、鳖瘕8种病名，虫病有伏虫、蛔虫、白虫、肉虫、肺虫、胃虫、赤虫、弱虫、蛲虫9种病名。上述疾病的相关理论，见于各篇所论，治疗的方法，都详备在后。

【导读】 本段论述了积、聚、癥、瘕、杂虫各有所系属，即积属于脏，聚属于腑，癥系于血，瘕系于气，虫乃血气食物相感而化生，并分别列举其名称。最后指出"为病之说，出于诸论，治疗之法，皆具于后"。本篇为积、聚、癥、瘕、杂虫之总论，具体为病见于各篇所论。

劳伤论第十九

本篇论述了劳伤的成因、脉候及其预防原则，故题曰"劳伤论"。

【原文】 劳者，劳于神气也；伤者，伤于形容也。饥饱无度则伤脾，思虑过度则伤心，色欲过度则伤肾，起居过常[1]则伤肝，喜怒悲愁过度则伤肺。

又，风寒暑湿则伤于外，饥饱劳役则败于内；昼感之则病荣，夜感之则病卫。荣卫经行，内外交运[2]，而各从其昼夜[3]也。

【注释】

[1] 常：宽保本作"度"。可从。

[2] 荣卫经行，内外交运：谓荣卫二气循经脉而行，荣行脉中，卫行脉外，内外交相运行。《灵枢·营卫生会》："清者为营，浊者为卫。营行脉中，卫行脉外，营周不休，五十而复大会。阴阳相贯，如环无端。"

[3] 各从其昼夜：谓顺从营卫之气的昼夜运行规律。《灵枢·营卫生会》："卫气行于阴二十五度，行于阳二十五度，分为昼夜。"又说

卫气"常与营俱行于阳二十五度，行于阴亦二十五度，一周也，故五十度而复大会于手太阴矣"。

【语译】 所谓劳，是指在精神、真气方面的劳损；所谓伤，是指在形体、容貌方面的伤损。饥饱无度则伤脾，思虑过度则伤心，色欲过度则伤肾，起居无常则伤

肝，喜怒悲愁过度则伤肺。

风寒暑湿从外侵袭人体，饥饱劳逸从内损伤人体；白昼受邪则伤营气，夜晚受邪则伤卫气。营卫循经脉运行，营行脉内，卫行脉外，内外交相运行，顺从其昼夜运行规律。

【导读】 本段首次论述了劳伤之别，提出"劳者，劳于神气也；伤者，伤于形容也"，认为劳伤所伤人体部位有别。其次从五脏、内外、荣卫分述其病因。饮食、男女、起居、情志，乃人生之常，过则为患，故本论提出"饥饱无度则伤脾，思虑过度则伤心，色欲过度则伤肾，起居过常则伤肝，喜怒悲愁过度则伤肺"，甚合五脏病因之理论。所言"风寒暑湿则伤于外，饥饱劳役则败于内"与《内经》病因理论亦一脉相承，对后世外感、内伤病因的分类奠定了基础。"昼感之则病荣，夜感之则病卫"理论与《内经》所述营卫昼夜运行节律一致。

【原文】 劳[1]于一，一起为二，二传于三，三通于四，四干于五，五复犯一[2]。一至于五，邪乃深藏，真气自失，使人肌肉消，神气弱，饮食减，行步艰难。及其如此，虽司命亦不能生也。

故《调神气论》[3]曰：调神气，慎[4]酒色，节起居，省思虑，薄滋味者，长生之大端也。

诊其脉，甚数一作数甚，余下仿此、甚急、甚细、甚弱、甚微、甚涩、甚滑、甚短、甚长、甚浮、甚沉、甚紧、甚弦、甚洪、甚实，皆生于劳伤。

【注释】

[1] 劳：赵本此上有"始"字。疑是。

[2] 五复犯一：谓病传于第五脏之后即反传始病之脏。此处数字表示传变之次第。一脏有病，则按五行相克规律依次传变。《素问·玉机真脏论篇》云："五脏相通，移皆有次，五脏有

病，则各传其所胜。"

[3] 调神气论：疑为古医经名。

[4] 慎：孙本作"孝宗庙讳"，今恢复本字。

【语译】 劳损于一脏，一脏发病后不愈传到第二脏，第二脏受病后不愈就传到第三脏，第三脏受病后不愈就传到第四脏，第四脏受病后不愈就影响第五脏，第五脏受病后不愈就再侵害第一脏。从第一脏到第五脏，邪气深深藏蓄，真气渐渐损失，使人肌肉瘦削，神气衰弱，饮食减少，行步艰难。等到了上述这样的地步，即使是主管生命的神也不能使他生存了。

所以，《调神气论》说：调养神气，慎戒酒色，规律起居，减少思虑，清淡饮食，是延年益寿的根本大法也。

诊察患者的脉象，凡见很快、很急、很细、很弱、很微、很涩、很滑、很短、很长、很浮、很沉、很紧、很弦、很洪、很实，都是由于劳伤病所致。

【导读】本段首先进一步论述了劳伤之传变、证候及预防。认为劳伤之病，一脏受损，易按五行相克规律依次传变，导致邪气深藏，真气自失，使人肌肉消、神气弱、饮食减、行步艰难而预后不佳，因此提出了"调神气，慎酒色，节起居，省思虑，薄滋味"的养生大法，为后世养生理论的发展奠定了重要基础。其次论述了劳伤之脉象。文中列举了15种脉象，且每种脉象前加一"甚"字，也说明了劳伤病对人体神气形体损伤之大。

传尸论第二十

本篇讲述传尸病的成因及证候，故题曰"传尸论"。

【原文】传尸[1]者，非一门相染而成也。人之血气衰弱，脏腑虚羸，中于鬼气[2]，因感其邪，遂成其疾也。

【注释】

[1] 传尸：即"痨瘵"，又称"肺痨病""尸疰""鬼疰"等。临床表现为咳嗽、咳痰、咯血、盗汗、潮热、颧红、消瘦等，具有传染性。

[2] 鬼气：即鬼怪的邪气。

【语译】传尸，不是在一家一户之中相互传染而形成的。人的血气虚弱，脏腑亏虚，被传尸患者的秽气所中伤，因而感受了那种邪气，于是就形成传尸病了。

【导读】本段概述传尸成因。传尸，为虚劳证中最剧者，其变化尤多，实乃痨瘵，即结核类传染病。传尸由何而生？历代医家认识不一。本论责之血气衰弱，脏腑虚羸，又遇病死之气，染而为疾。说明此病的发生一是责之于正气亏虚，二是责之于触冒邪气。

【原文】其候或咳嗽不已，或胸膈妨[1]闷，或肢体疼痛，或肌肤消瘦，或饮食不入，或吐利不定，或吐脓血，或嗜水浆[2]，或好歌咏，或爱悲愁，或颠风—作狂发歇[3]，或便溺艰难。

【注释】

[1] 妨：宽保本作"胀"，可从。妨，犹言闭阻。

[2] 水浆：即水液。

[3] 发歇：时发时止，间歇发作。

【语译】传尸的证候，有的咳嗽不已，有的胸膈阻闷，有的肢体疼痛，有的肌肤消瘦，有的饮食不入，有的呕吐泄泻不止，有的咳吐脓血，有的嗜饮水液，有的喜好高歌咏唱，有的喜爱悲愁忧思，有的癫狂间歇发作，有的二便排泄困难。

【导读】本段论述了传尸之证候，说明此病临床表现多端，病情较为复杂。

【原文】或因酒食而遇，或因风雨而来，或问病吊丧[1]而得，或朝走暮游而逢。或因气聚，或因血行，或露卧于田野，或偶会于园林，钟[2]此病死之气，染而为疾，故曰传尸也。治疗之方，备于篇末。

【注释】

[1] 吊丧：至丧家祭奠死者。

[2] 钟：犹言遇上。《昭明文选·鲍照·舞鹤赋》："钟浮旷之藻质。"注："善曰：钟，当也。"

【导读】本段论述了传尸病的传染途径及病名之由来。本病的发生，往往是由于日常生活中衣食住行不注意，感受触冒了这种病的尸气，从而导致疾病的发生，故叫做传尸。

【语译】传尸病，有的因饮酒进食所致，有的因触风冒雨所致，有的在问病吊丧时得病，有的朝走暮游时遇上。有的因病邪之气会聚，有的因患者污血沾染，有的因露宿在田野，有的因偶遇在园林，恰逢这种病的尸气，故感染而成为疾病，所以叫做传尸。治疗的方药，都写在本书的后面。

论五脏六腑虚实寒热生死逆顺之法第二十一

本篇至第三十二论，凡十二篇，乃五脏六腑虚、实、寒、热脉证及决生死逆顺之专论，首创脏腑辨证"八纲"。本篇总论五脏六腑辨证纲领，故题曰"论五脏六腑虚实寒热生死逆顺之法"。

【原文】夫人有五脏六腑，虚实寒热，生死逆顺，皆见于形证、脉气，若非诊察，无由识[1]也。虚则补之，实则泻之，寒则温之，热则凉之，不虚不实，以经调之[2]，此乃良医之大法也。其余脉证，具如篇末。

【注释】

[1] 识：判断。

[2] 以经调之：谓从各脏腑所属之本经取治。

【语译】人有五脏六腑，五脏六腑疾病的虚、实、寒、热、生、死、逆、顺，都显现在形证脉气上，若不诊察，就没有判断依据了。属虚的病证就用补法去治疗，属实的病证就用泻法去治疗，属寒的病证就用温热法去治疗，属热的病证就用寒凉法去治疗，不虚不实的病证就从脏腑所属的本经调治，这就是高明医生的治病大法。其他脉证，都述在本篇的后面。

【导读】本篇首言五脏六腑之常变皆赖诊察形证脉气而知之，次述调之使其平之大法，提出"虚则补之，实则泻之，寒则温之，热则凉之，不虚不实，以经调之"的治疗法则。八纲乃辨证论治之总纲，盖阴阳者，病类也；寒热者，病机也；表里者，病位也；虚实者，病性也。寒热乃阴阳所化，辨识寒热则须用温凉之法；

虚实乃阴阳所钟，辨别虚实则须施补泻之法；非虚非实，不虚不实之证，当从本经取治，调之使平。考本篇调治大法，实源自《灵枢·经脉》"盛则泻之，虚则补之，热则疾之，寒则留之，陷下则灸之，不盛不虚，以经取之"之意。最后言"其余脉证，具如篇末"，以示此篇为总说，统领余下之十二篇。

论肝脏虚实寒热生死逆顺脉证之法第二十二

本篇为分论脏腑病证第一篇，论述了肝脏病证、脉候及决生死逆顺之法，故题曰"论肝脏虚实寒热生死逆顺脉证之法"。

【原文】肝者，与胆为表里，足厥阴、少阳是其经也，王[1]于春。

春乃万物之始生，其气嫩而软，虚而宽，故其脉弦。软不可发汗；弱则不可下。弦长曰平[2]，反此曰病。

脉虚而弦，则为太过，病在外。太过则令人善忘，忽忽[3]眩冒。实而微，是谓不及，病在内。不及则令人胸痛，引两胁胀满。

【注释】

[1] 王：通"旺"，旺盛。

[2] 弦长曰平：谓弦长之脉为肝之常脉。《素问·平人气象论篇》："平肝脉来，软弱招招，如揭长竿末梢，曰肝平。"

[3] 忽忽：不清爽貌。《素问·玉机真脏论篇》："（春脉）则令人善忘，忽忽眩冒而颠疾。"王冰注："忽忽，不爽也。"

【语译】肝与胆互为表里，足厥阴经、足少阳经分别是肝、胆所属的经脉。肝气旺于春季。

春季是万物萌发生长的季节，其气嫩弱而柔软，轻虚而宽缓，所以，肝脉是像琴弦那样又柔弱，又轻缓的弦脉。脉软就不可以发汗，脉弱就不可以泻下。弦长的脉是肝的平脉，与此相反的就是病脉。

脉来虚而又弦的，是肝气太过，主病在表。肝气太过就使人健忘，昏昏沉沉而头晕目眩。脉来实而又微的，是肝气不及，主病在里。肝气不及就使人胸痛，牵引两胁胀满。

【导读】本段概说肝脏生理、平人肝脉之象及肝病虚实脉象所主证候。

【原文】大凡肝实，则引两胁下痛，引[1]小腹，令人本无此五字喜怒；虚则如人将捕之；其气逆则头痛，耳聋，颊赤一作肿。其脉沉之而急，浮之[2]亦然，主胁肋一作支满，小便难，头痛目眩；其脉急甚，恶言[3]；微急，

气在胸胁下；缓甚，呕逆；微缓，水瘕[4]；大急，内痛，吐血；微大，筋痹[5]；小甚，多饮；微大本作小，消瘅[6]本作痹；滑甚，癀疝[7]；微滑，遗溺；涩甚，流饮[8]；微涩，瘛疭挛变也本无此二字。

又，肝之积气在胁，久不去[9]，发为咳逆，或为痎疟痎也。虚则梦花草茸茸，实则梦山林茂盛。肝之病旦喜[10]一作慧，晚甚，夜静。肝病则头痛，胁痛本无此二字，目眩，肢[11]满，囊缩，小便不通一作利，十日死。

又，身热恶寒，四肢不举，其脉当弦长而急，反短而涩，乃金克木也。十死不治。

又，肝中寒，则两臂痛不能举，舌本燥，多太息，胸中痛，不能转侧，其脉左关上迟而涩者，是也。

肝中热，则喘满而多怒，目疼，腹胀满，不嗜食，所作不定，睡中惊悸，眼赤视不明，其脉左关阴实者，是也。

肝虚冷，则胁下坚痛，目盲，臂痛，发寒热如疟状，不欲食，妇人则月水不来而气急，其脉左关上沉而弱者，是也。

【注释】

[1] 引：此上疑脱"痛"字。

[2] 浮之：宽保本作"浮而急"，可参。

[3] 恶言：因愤怒而产生的恶声恶语。张景岳曰："肝脉急甚，肝气强也。肝强者，多怒少喜，故言多嗔恶也。"

[4] 水痹：谓水邪停滞闭阻而水道不通。《灵枢·邪气脏腑病形》作"水瘕痹"，可参。

[5] 筋痹：古病名。五体痹之一。指筋脉拘挛，关节疼痛，不能行走的病证。《灵枢·邪气脏腑病形》作"肝痹阴缩咳引小腹"，可参。

[6] 消瘅（dān 单）：古病名，即消渴。是邪热内炽，消灼津液，而见多食善饥及消瘦的病证。

[7] 癞疝：又作癥疝，古病名，疝气的一种。

[8] 流饮：痰饮之一，指饮水多，水流走于肠胃之间，辘辘有声。《诸病源候论·痰饮诸病候》："流饮者，由饮水多，水流走于肠胃之间，辘辘有声，谓之流饮。"

[9] 去：孙本无，据医统本补。

[10] 喜：疑为"慧"字之误，参见原文旁注。又，《灵枢·顺气一日分为四时》："夫百病者，多以旦慧、昼安、夕加、夜甚。"

[11] 肢：疑为"腹"字之误。

【语译】

大凡肝气实，则引起两胁下作痛，疼痛牵引小腹，使人好怒；肝气虚，就像有人要逮捕他时那样恐慌；肝气上逆，则见头痛、耳聋、面颊发赤。患者脉象沉而急，或兼见浮脉也一样，主胁肋胀满、小便不畅、头痛目眩；患者脉来很急，则说话言辞易恶声恶语；脉来微急，是肝气结积在胸胁下；脉来很缓，则呕吐呃逆；脉来微缓，则患水痹；脉来大而急，则患内痈、吐血；脉来微大，则患筋痹；脉来很小，则见大量饮水；脉来微大，则患消瘅；脉来很滑，则患癞疝；脉来微滑，则见遗尿；脉来过涩，则患流饮；脉来微涩，则见抽搐转筋。

肝的积气在胁下，积结已久，还没有祛除，则发为咳逆，或发为疟疾。肝气虚就梦见花草丛丛，肝气实就梦见山林茂盛。患肝病，常早晨清爽，晚上加重，夜间安静。患肝病，若见头痛、胁痛、目眩、肢体肿胀、阴囊紧缩、小便不通，十日内会死亡。

身热恶寒，四肢不能抬起，脉象应当

弦长而急，若反而脉来短涩，就是金克木了，必死不治。

肝伤于寒邪，则见两臂疼痛不能上抬，舌根干燥，常常叹息，胸中作痛，不能转侧，左关脉上显示迟而涩的，就是肝伤于寒邪的脉象了。

肝伤于热邪，则见喘促胸满，容易发怒，双目疼痛，腹部胀满，不欲进食，行为狂乱，睡眠中惊恐心悸，双眼红赤，视物不明，左关脉是实脉的，就是肝伤于热邪的脉象了。

肝气虚冷，则见胁下坚硬疼痛，目盲，两臂疼痛，恶寒发热如患疟疾之状。不思饮食。妇女则见月经不来潮而且气促喘急。左关脉上显示沉而弱的，就是肝气虚冷的脉象了。

【导读】本段详细论述了肝实、肝虚、肝之积气、肝中寒、肝中热、肝虚冷诸病证候以及决生死之法。其以太过与不及、实与虚分论之，可谓提纲挈领。气郁不舒，肝失条达，则为太过。太过则实，如肝之积气在胁久不去、肝中寒、肝中热之类。肝血亏虚则肝木失养，是谓不及，不及则虚，如肝虚冷之属。临床应遵循"虚则补之，实则泻之，寒则温之，热则凉之"之法，辨证施治。

论胆虚实寒热生死逆顺脉证之法第二十三

胆与肝互为表里，本篇论述了胆腑之生理及其虚实、寒热、生死、逆顺之脉证，故题曰"论胆虚实寒热生死逆顺脉证之法"。

【原文】胆者，中正[1]之腑也，号曰将军，决断[2]出焉，言能喜怒刚柔也。与肝为表里，足少阳是其经也。

【注释】

[1] 中正：刚正果决。《素问·灵兰秘典论篇》："胆者，中正之官，决断出焉。"王冰注："刚正果决，故官为中正；直而不疑，故决断出焉。"

[2] 决断：决定，判断。

【语译】胆为中正之腑，号称将军，主宰人的决断能力，也就是说它能决定人的喜怒哀乐、刚柔之性。胆与肝互为表里，足少阳经是它所属的经脉。

【导读】本段论述了胆腑的生理。

【原文】虚则伤寒，寒则恐畏[1]，头眩不能独卧；实则伤热，热则惊悸，精神不守，卧起不宁。

又，玄水[2]发，则其根在于胆。先从头面起，肿至足也。

又，肝咳久不已，则传邪入于胆，呕清苦汁也。

又，胆病则喜太息[3]，口苦，呕清汁一作宿汁，心中澹澹[4]恐，如人将捕之，咽中介介然[5]数唾。

又，胆胀则舌—作胁下痛，口苦，太息也。邪气客于胆，则梦斗讼[6]。其脉诊在左手关上，浮而得之者，是其部也。

胆实热，精神不守。又，胆热，则多睡，胆冷，则无眠。

又，左关上脉，阳[7]微者，胆虚也；阳数者，胆实也；阳虚者，胆绝也。

【注释】

[1] 恐畏：恐惧。

[2] 玄水：谓病发于胆的水肿。

[3] 太息：又名叹息，叹气。指情志抑郁，胸闷不畅时发出的长吁或短叹声的症状。

[4] 澹澹：水波动荡貌，这里形容心悸不安。《素问·至真要大论篇》："心澹澹大动。"

[5] 介介然：气梗貌。《素问·咳论篇》："心咳之状，咳则心痛，喉中介介如梗状。"杨上善注："介介，喉中气如梗也。"

[6] 斗讼：争斗，争辩，打官司。

[7] 阳：此指浮脉。

【语译】胆气虚就易感受寒邪，胆受寒邪就会恐惧、头晕目眩、不敢独自安睡；胆气实就易感受热邪，胆受热邪就会惊悸，精神不能内守，卧起不安。

胆病之水肿发作，它的根源就在于胆，这种病先从头面开始，一直肿到足部。

肝咳日久不愈，邪气就传入于胆，胆受邪就呕吐清稀的苦汁。

患胆病就常喜叹息、口苦、呕吐清汁、心中悸动恐惧不安，好像有人要追捕他，咽喉中好像被东西堵着似的，频频吐唾。

患胆胀则舌下痛、口苦、常常叹息。邪气侵害到胆，就常常梦到与人争辩。这种在左手关上轻取就可以得到者，是诊察胆胀的脉象。

胆有实热，精神就不能内守。另外，胆热可见嗜睡，胆冷可见失眠。

此外，左关上脉，浮而兼微，是胆虚；浮而兼数，是胆实；浮而兼虚是胆绝。

【导读】本段论述了胆腑虚实、寒热、生死逆顺之脉证。关于胆腑的虚、实、寒、热病之脉证，本篇所述与《内经》相关条文描述基本一致，可见，《中藏经》继承了《内经》相关理论。本篇名曰"论胆虚实寒热生死逆顺脉论之法"，但通篇除言左关上脉"阳虚者，胆绝也"之外，没有其他断生死逆顺之语，疑有脱漏。

论心脏虚实寒热生死逆顺脉证之法第二十四

本篇论述了心脏病证、脉候及决生死逆顺之法，故题曰"论心脏虚实寒热生死逆顺脉证之法"。

【原文】心者，五脏之尊号[1]，帝王[2]之称也。与小肠为表里，神之所舍。又主于血，属于火，王于夏，手少阴是其经也。

[1] 尊号：尊崇帝、后或其先王及宗庙等的称号。

[2] 帝王：又称"君主之官"。心主神明，具有统帅、主宰人体生命活动的作用，犹如帝王，故有"帝王"或"君主之官"之称。

【导读】本段论述了心的生理。

【原文】凡夏脉钩[1]，来盛去衰，故曰钩，反此者病。来盛去亦盛，此为太过，病在外；来衰去盛，此为不及，病在内。太过则令人身热而骨痛，口疮，舌焦，引水；不及则令人烦躁一作心，上为咳唾，下为气泄。

其脉来累累如连珠[2]，如循琅玕[3]曰平；脉来累累一本无此四字，却作喘喘连属，其中微曲[4]，曰病；来前曲后倨，如操带钩[5]，曰死。

又，思虑过多则怵惕[6]，怵惕伤心，心伤则神失，神失则恐惧。

又，真心痛[7]，手足寒，过节五寸，则旦得夕死，夕得旦死。

又，心有水气则痹[8]，气滞身肿，不得卧，烦而躁，其阴肿也。

又，心中风，则翕翕一作吸发热[9]，不能行立，心中饥而不能食，食则吐呕。

夏，心王。左手寸口脉洪、浮、大而散，曰平，反此则病。若沉而滑者，水来克火，十死不治；弦而长者，木来归子，其病自愈；缓而大者，土来入火，为微邪相干，无所害。

又，心病则胸中痛，四一作胁肢满

【语译】心具有五脏中最崇高的称号，具有帝王的名称。心与小肠互为表里，是神所藏之处。同时，心主血，五行属火，旺于夏季，手少阴心经是它所属的经脉。

胀，肩背臂膊皆痛。虚则多惊悸，惕惕然无眠，胸腹及腰背引痛，喜一作善悲，时眩仆。

心积气久不去，则苦忧烦，心中痛。实则喜笑不息，梦火发；心气盛，则梦喜笑及恐畏；邪气客于心，则梦山丘烟火；心胀则心烦短气，夜卧不宁。心腹痛，懊憹，肿，气来往上下行，痛有时休作，心腹中热，喜水，涎出，是蚘蛟[10]蚘恐是蚘字，蛟恐是咬字心也。心病则日中慧，夜半甚，平旦静。

又，左手寸口脉大甚，则手内热赤一作服。肿太甚，则胸中满而烦，澹澹[11]，面赤，目黄也。

又，心病则先心痛，而咳不止，关膈[12]一作格不通，身重不已，三日死。心虚则畏人，瞑目欲眠，精神不倚[13]，魂魄妄乱。

心脉沉小而紧，浮，主气喘[14]。若[15]心下气坚实[16]不下，喜咽干[17]，手热，烦满，多忘，太息，此得之思忧太过也。

其脉急[18]甚，则[19]发狂笑；微缓则吐血；大甚则喉闭[20]一作痹；微大则心痛引背，善泪出；小甚则哕；微小则笑，消瘅—作痹；滑甚则为渴；微滑则心疝[21]引脐，腹—作肠鸣；涩甚则喑[22]不能言。微涩则血溢，手足厥，耳鸣，癫疾。

又，心脉搏坚而长，主舌强不能语—作言；软而散，当慑怯不食也。

又，急甚则心疝，脐下有病形，烦闷少气，大热上煎。

又，心病狂言，汗出如珠，身厥冷，其脉当浮而大，反沉濡而滑；其[23]色当赤，今反黑者，水克火，十死不治。

又，心之积，沉之[24]而空空然，时上下往来无常处，病胸满、悸，腰腹中热，颊—作面赤，咽干，心烦，掌中热，甚则呕血，夏差—本作春差冬甚。宜急疗之，止于旬日也。

又，赤黑色入口，必死也；面黄目赤者亦—作不死；赤如衃血[25]亦死。

又，忧恚[26]思虑太过，心气内索[27]，其色反和而盛者，不出十日死。

扁鹊曰：心绝则一日死。色见凶多，而人虽健敏，名为行尸[28]，一岁之中，祸必至矣。

又，其人语声前宽而后急，后声不接前声，其声浊恶，其口不正，冒昧喜笑，此风入心也。

又，心伤则心坏，为水所乘，身体手足不遂，骨节解[29]，舒缓不自由，下利无休息，此疾急宜治之，不

过十日而亡也。

又，笑不待呻而后忧，此水乘火也。阴系于阳，阴起阳伏，伏则生热，热则生狂，冒昧乱妄，言语错误，不可采问—作闻，心已损矣。

扁鹊曰：其人唇口赤，即可治，青黑即死。

又，心疟[30]则先烦—作颤而后渴，翕翕发热也，其脉浮紧而大者，是也。

心气实，则小便不利，腹满，身热而重，温温欲吐，吐而不出，喘息急，不安卧。其脉左寸口与人迎皆实大者，是也。

心虚，则恐惧多惊，忧思不乐，胸腹中苦痛，言语战栗，恶寒，恍惚，面赤目黄，喜衄血。诊其脉，左右寸口两虚而微者，是也。

【注释】

[1] 钩：钩脉。脉象名。指夏季正常的脉象，脉象稍坚洪大，来盛去衰，如钩之状。

[2] 累累如连珠：形容脉来滑利如珠，连绵相贯。

[3] 如循琅玕：形容脉来如玉石之丸润柔滑。琅玕，石之似玉者。《说文解字·玉部》："琅玕，似珠者。"

[4] 累累连属，其中微曲：谓脉来急促连续不断，略有钩象。

[5] 前曲后倨，如操带钩：谓脉来上下如钩而无柔和之意。《礼记·乐记》："倨中矩，勾中钩。"注："倨，微曲也。"

[6] 怵惕：惊恐。张介宾《类经》："怵，恐也。惕，惊也。"

[7] 真心痛：病证名。邪气直犯心脏而致的剧烈心痛。

[8] 痹：此指心气闭阻。

[9] 翕（xī夕）翕发热：形容发热轻浅的样子。翕翕，不安貌。《孙子兵法·行军》："谆谆翕翕。"注："贾林曰：翕翕，不安貌。"

[10] 蚘蛟：应作"蚘咬"，形近之误。蚘，即"蛔"。咬，虫行的样子。蚘咬，即蛔虫上窜引起疼痛。

[11] 澹澹（dàn淡）：形容心悸不安的样子。

[12] 关膈：膈，通"格"。谓大小便闭阻不通之证候。《诸病源候论·关格大小便不通候》："关格者，大小便不通也。大便不通谓之内关，小便不通谓之外格；二便俱不通为关格也。"

[13] 倚：依附。

[14] 浮，主气喘：医统本作"浮之气喘"。

[15] 若：医统本作"苦"。

[16] 实：医统本作"食"。

[17] 干：瓒本、宽保本作"唾"，可参。

[18] 急：医统本作"缓"。

[19] 则：宽保本此下有"瘕疝微急心中痛引腰背痛不下食太缓则"十七字，可参。

[20] 喉闭：指咽喉肿起，喉道闭阻的病证。

[21] 心疝：古病名。症见心下疼痛而痛引脐部。

[22] 喑：声音嘶哑。

[23] 其：孙本作"甚"，形近而误。据医统本、宽保本改。依"其脉"语例亦当如此。

[24] 之：疑衍。

[24] 衃（pēi胚）血：凝结的死血。《素问·五脏生成篇》："赤如衃血者死。"王冰注："衃血，谓败恶凝结之血，色赤黑也。"

[26] 恚（huì惠）：愤恨恼怒。《玉篇·心部》："恚，恨怒也。"

[27] 索：尽。《广雅·释诂》："索，尽也。"

[28] 行尸：指病情严重、预后不佳，虽能行走，却已见死脉者。《注解伤寒论·平脉法》："脉病人不病，名曰行尸。"

[29] 解：通"懈"。

[30] 心疟：病名。五脏疟之一。症见心烦饮冷、反寒多而不甚热。首见于《素问·刺疟篇》："心疟者，令人烦心甚，欲得清水，反寒多，不甚热，刺手少阴。"

【语译】 凡与夏季相应的心脉为钩脉，来势盛去势衰，如钩端微曲之象，所以叫做钩脉，不同于这一脉象的为病脉。脉势来势猛，去势也猛的，这是心气太过，主病在体表；脉来势缓，去势猛的，这是心气不及，主病在体内。心气太过就使人身热而骨痛，口生疮疡，舌干燥焦苦，渴欲引饮；心气不及就使人烦躁，气机上逆发为咳嗽吐唾，气机下陷发为气泄。

心脉脉来如同一串串连珠，像抚摸在如珠的玉石上一样光滑流利，这是心的平脉。脉来急促连续不断，略有钩象，这是心的病脉。脉来按之指下觉初曲后直，如持革带金钩前曲后直，这是心的死脉。

思虑过多就惊恐，惊恐就伤心，心伤则神不内守，神不内守就恐惧。

真心痛，手足冰凉，发凉部位越过肘膝关节五寸，常常朝发夕死，夕发朝死。

心有水气使心气闭阻，气机郁滞，身体肿胀，不能安卧，心中烦躁，阴部肿大。

心中风，可见轻微发热，不能行走站立。心中感到饥饿却不能进食，进食就呕吐。

夏季，心气旺盛。左手寸口脉来洪、浮、大而散，这是平脉，不同于这些脉象的就是病脉。若脉来沉而滑的，是水来克火，必死无治；脉来弦而长的，是木来生火，属火的心病可以自愈；脉来缓而大的，是土来入火，这是微邪相干，不会被其损害。

心有病可见胸中作痛，四肢肿满，肩背臂膊都痛。心气虚常见惊悸，惶恐不安而失眠，胸腹及腰背牵引疼痛，善悲愁伤感，经常头目眩晕而仆倒。

心积气日久不消除，则生忧愁烦心，心中疼痛。心气实则喜笑不休，梦见起火；心气盛，则梦见欢乐或恐惧的事；邪气侵袭到心，则梦见山丘和烟火；心胀则见心烦短气，睡卧不安。若见心腹疼痛，烦乱懊恼，全身浮肿，气在腹中往来上下窜行，疼痛时作时止，心腹中发热，喜好饮水，常常流涎，这是蛔虫上窜于心了。患心病，常见中午减轻，半夜加重，早晨稳定。

左手寸口脉过大，可见手心发热发红。身肿太甚，可见胸中烦闷，心悸不安，面色红赤，两目发黄。

心有病可先发心痛，而且咳嗽不止，气机闭阻，格拒不通，身体沉重日久不愈，三日之内会死。心气虚则畏惧见人，闭目昏昏欲睡，精神萎靡而无所依附，魂魄惑乱不安。

心脉沉小而紧，或浮，主气喘。如果心下气坚实不降，经常咽干，手心发热，烦闷，健忘，喜叹息，这是由于思虑忧愁太过而致。

心病脉来很急，则可见狂笑；脉来微缓可见吐血；脉来很大可见喉闭；脉来微大可见心痛牵引背部，常有眼泪流出；脉来很小可见呃逆；脉来微小可见喜笑、消瘅；脉来很滑可见口渴；脉来微滑可见心疝痛引脐部，腹鸣；脉来很涩可见音哑不能言。脉来微涩可见失血，手足厥逆，耳鸣，癫疾。

心脉搏击应指坚实有力而长，主舌体僵硬不能言语；脉来软而散，当见恐慌畏怯，不能进食。

脉来很急，易患心疝，脐下具有疝的形态，并感烦闷短气，上部热盛。

患心病而发狂言，汗出如珠，全身厥冷，脉象应当浮而大，反见沉濡而滑；面色应当红赤，而反发黑的，是水来克火，必死无治。

患心之积气，用力按下时却感空空荡荡，时时上下往来没有固定的部位，有胸中满闷，心悸，腰腹中发热，面颊红赤，咽干，心烦，手心发热，甚至呕血，夏季转安而冬季加重。这种病当尽快治疗，否则生命终止在十日之内。

心病见赤黑色侵入唇舌，必死；面黄目赤的，也主死；面色发赤如同死血的，也主死。

忧虑、愤怒、思虑太过，导致心气内尽，患者面色反现安和而又润泽的，不超过十日必死。

扁鹊说：心气竭绝则一日内死。面色多呈现出凶厄之象，而形体尚健壮灵敏，名叫行尸。一年之内，灾祸必然降临。

患心病的人，言语的声音开始从容而后急迫，后声不接前声，声音重浊难听，又见口部歪斜，轻率鲁莽，不时喜笑，这是风邪入心了。

心气损伤则心的功能衰败，是水邪侵凌所致，可见身体、手足麻木不遂，关节松懈、伸展不灵活，下利无度，这种病，当急速治疗它，否则，不超过十日就会死亡。

笑时还未出声就又显得忧伤，这是水邪侵凌火脏了。阴与阳密切相关，阴起就阳伏，阳伏就生热，生热就发狂，可见行为轻率鲁莽妄乱，言谈谬误无法进行探问，这是心气已经损伤了。

扁鹊说：患者口唇发赤就可治疗，若呈青黑色则为死证。

患心疟会先发烦躁而后口渴，微微发热，患者脉来浮紧且大的，就是患心疟了。

心气实，则小便不利，腹满，身体发热而又感身体沉重，泛泛欲吐，吐又吐不出，喘息急促，不能安卧。患者脉象左寸口与人迎脉都实大的，就是这种心气实的病了。

心气虚可见恐惧多惊，忧思不乐，胸腹疼痛，言语战战兢兢，恶寒，精神恍恍惚惚，面赤目黄，常常衄血。诊察患者的脉象，左右寸口轻取重按都脉来虚而又微的，就是心气虚的病了。

【导读】本段论述了心脏虚实、寒热诸病及生死逆顺脉证。论中述及心脏病证有真心痛、心痹、心中风、心气积、心胀等。对此诸证，本段论述都非常详细。本段所言心病之预后，皆依五行生克规律定顺逆。凡色脉与证相生者为顺，色脉与证相克者为逆。

论小肠虚实寒热生死逆顺脉证之法第二十五

本篇论述了小肠病证、脉候及决生死逆顺之法，故题曰"论小肠虚实寒热生死逆顺脉证之法"。

【原文】小肠者，受盛之腑[1]也，与心为表里，手太阳是其经也。

【注释】

[1] 受盛之腑：又称"受盛之官"，是指小肠具有接受由胃下传的食糜，并对其进一步消化和吸收的功能。

【语译】小肠是受盛之腑，与心是表里关系，手太阳经是它所属的经脉。

【导读】本段论述了小肠的生理，认为小肠是受盛之腑，接受由胃下传的食糜，并对其进一步消化和吸收。小肠与心互为表里，手太阳经是它所属的经脉。

【原文】心与一本无此二字小肠绝者，六日死。绝则发直如麻，汗出不已，不得屈伸者是也。

又，心病[1]久则传小肠。小肠咳，则气咳俱出也。

小肠实则伤热，热则口生疮；虚

则生寒[2]，寒则泄脓血，或泄黑水。其根在小肠也。

又，小肠寒则下肿重，有热久不出，则渐生痔疾[3]。有积，则当暮发热，明旦而止也。病气，发则令人腰下重，食则窘迫[4]而便难，是其候也。

小肠胀[5]，则小腹䐜胀[6]，引腹而痛也。厥邪[7]入小肠，则梦聚井邑[8]中，或咽痛颔肿[9]，不可回首，肩如杖一作拔，脚如折也。

又，黄帝曰：心者主也，神之舍也，其脏周[10]密而不伤，伤神去，神去则身亡矣。故人心多不病，病即死，不可治也。惟小肠受病多矣。

又，左手寸口阳绝者，无小肠脉也，六日死。病脐痹，小腹中有疝瘕也。左手寸口脉实大者，小肠实也。有热邪，则小便赤涩。

又，实热则口生疮，身热去来，心中烦满，体重。

又，小肠主于舌之官也，和则能言，而机关[11]利健，善别其味也。虚则左寸口脉浮而微软弱，不禁按，病为惊狂无所守，下空空然，不能语者，是也。

【注释】

[1] 病：疑为"咳"之误。

[2] 生寒：宽保本作"伤寒"，可参。

[3] 痔疾：痔疮。

[4] 窘迫：即里急后重。表现为腹痛窘迫，时时欲泻，肛门重坠，便出不爽。

[5] 小肠胀：古病名。首见于《灵枢·胀论》。指出现少腹胀满，牵引腰部作痛的病证。

[6] 䐜（chēn 琛）胀：指腹部胸膈胀满的

病证。

[7] 厥邪：逆乱之气。

[8] 井邑：指人聚集之处。

[9] 颔肿：下颌颊车部位肿大。

[10] 周：疑为"固"字之误。宽保本、徐本有眉批云："周当做固。"

[11] 机关：此指发声、进食的关隘。

【语译】 心与小肠气绝，六日内死。心与小肠气绝，可见头发直，如黄色麻绳，汗出不止，四肢关节不能屈伸的证候。

患心病日久不愈，邪气转移到小肠。小肠咳，可见咳嗽兼有矢气。

小肠实则易伤热邪，热伤则口生疮疡；小肠虚则易生寒邪，寒伤则泄泻脓血，或泻黑水。这些病证产生的根源在小肠。

小肠气寒可见下身肿胀沉重，小肠有热久不清除，可渐渐产生痔疮。小肠有积，则常常傍晚发热，次日早晨热退。小肠患气滞的病，发作时可使人腰以下沉重，进食则腹部急迫难受，而且大便不畅，这就是小肠气滞的证候。

小肠胀，可见小腹胀满，牵引整个腹部使之胀痛。逆乱之气侵入小肠，可梦见人们在市镇中聚会，或见咽喉疼痛，下颌肿大，不能转动头部，肩痛如同被棍棒击打，双足疼痛如同折断。

黄帝说：心是主宰，神所寄藏之处，心脏固密而不易受伤，如若受到损伤就会使精神亡失，精神亡失就会使身体死亡。所以，人的心脏多不病，得病就容易死亡或难治。只有小肠受伤为病较多。

左手寸口轻取无脉应指的，是无小

肠脉了，主六日内死。这是患脐痹，也就是小腹中有疝瘕。左手寸口脉实大，是小肠实。小肠中有热邪，则可见小便赤涩。

小肠实热可见口生疮疡，身热时有时无，心中烦闷，身体沉重。

小肠有主管舌的功能，小肠之气和调就能言语，发声进食的机窍关隘灵活健敏，善于分辨各种滋味。小肠气虚可见左手寸口脉浮而微软弱，不耐重按，症见惊恐狂乱，神无所守，心下空空，不能言语，这就是小肠气虚的证候了。

【导读】本段论述了小肠虚实、寒热诸病及生死逆顺脉证，述及的小肠病证有小肠咳、小肠实、小肠虚、小肠寒、小肠热、小肠有积、小肠气滞、小肠胀等，不同的病证，临床表现各不相同，为后世小肠病的辨证论治奠定了基础。同时，本段还从心与小肠相表里之生理功能，提出心多不病，唯小肠多受病的独特观点。并认为小肠主于舌之官，将惊狂、神无所守、心下空空、不能言语等列为小肠之主病，与《内经》所言观点不同，进一步丰富了小肠病证。

论脾脏虚实寒热生死逆顺脉证之法第二十六

本篇论述了脾脏病证、脉候及决生死逆顺之法，故题曰"论脾脏虚实寒热生死逆顺脉证之法"。

【原文】脾者，土也，谏议之官[1]，主意[2]与智，消磨五谷，寄在其中，养于四旁，王[3]于四季，正王长夏[4]，与胃为表里，足太阴是其经也。

【注释】

[1] 谏议之官：脾主思虑，有协助心主意志的作用。

[2] 意：意念。

[3] 王：通"旺"，旺盛。

[4] 长夏：阴历六月。

【语译】脾是土脏，称为谏议之官，主宰意念与智慧，消化饮食水谷，位居中央，滋养灌溉心、肝、肺、肾四脏及四肢百骸，脾脏之气旺于四季，主要旺于长夏季节，与胃是表里关系，足太阴经是它所属的经脉。

【导读】本段论述了脾之生理，认为其五行属土，主宰人的意念与智慧，又称为谏议之官。

【原文】扁鹊曰：脾病则面色萎黄[1]。实则舌强直，不嗜食，呕逆，四肢缓；虚则精不胜[2]，元气乏，失溺[3]不能自持。其脉来似水之流[4]，曰太过，病在外；其脉来如鸟之距[5]，曰不及，病在内。太过，则令人四肢沉重，语言謇涩；不及，令人中满[6]不食，乏力，手足缓弱不遂[7]，涎引口中一作出，四肢肿胀，溏泻[8]一作泄不时，梦中饮食。

脾脉来而和柔，去似鸡距践地，曰平；脉来实而满，稍数，如鸡举足[9]，曰病。

又，如鸟一作雀之啄[10]，如鸟之距，如屋之漏[11]，曰死。

中风则翕翕发热，状若醉人，腹中烦满，皮肉瞤瞤[12]，短气者，是也。

王时，其脉阿阿然[13]缓，曰平。反弦急者，肝来克脾，真鬼相遇[14]，大凶之兆；反微涩而短者，肺来乘脾，不治而自愈；反沉而滑者，肾来从脾，亦为不妨；反浮而洪，心来生脾，不为疾耳。

脾病，面黄，体重，失便[15]，目直视，唇反张，手足爪甲青，四肢逆，吐食，百节[16]疼痛不能举，其脉当浮大而缓，今反弦急，其色当黄而反青，此十死不治也。

又，脾病其色黄，饮食不消，心腹胀满，身体重，肢节痛，大便硬，小便不利，其脉微缓而长者，可治。脾气虚，则大便滑，小便利，汗出不止，五液[17]注下为五色。注，利下也[18]此四字疑是注文。

又，积□[19]久不愈，则四肢不收，黄疸[20]，饮食不为肌肤[21]，气满胀而喘不定也。

又，脾实则时梦筑垣墙、盖屋，脾盛则梦歌乐，虚则梦饮食不足。

厥邪客于脾，则梦大泽丘陵，风雨坏屋。脾胀[22]则善哕[23]，四肢急，体重，不食，善噫[24]。

脾病则日昳慧[25]，平旦甚[26]，日中持[27]，下晡静[28]。

脉急甚则瘛疭[29]；微急则胸膈中不利，食入[30]而还出；脉缓甚[31]则痿厥[32]；微缓则风痿[33]，四肢不收；大甚则击仆[34]；微大则痹[35]，疝气[36]，裹[37]大脓血在肠胃之外；小甚则寒热作；微小则消瘅[38]；滑甚则癀疝[39]；微滑则虫毒，肠鸣，中热；涩甚则肠癀[40]；微涩则内溃，下脓血。

脾脉之至也，大而虚则有积气在腹中。有厥气，名曰厥疝[41]。女子同法。得之四肢汗出当风也。

脾绝，则十日死。又，脐出一作凸者亦死。唇焦枯，无纹理而青黑者[42]，脾先绝也。

脾病，面黄目赤者可治；青黑色入口则半岁死；色如枳实者，一作半月死。凶吉休否一作咎，皆见其色出于部分也。

又，口噤[43]唇黑，四肢重如山，不能自收持，大小便利无休歇，食饮不入，七日死。

又，唇虽痿黄，语声啭啭[44]者可治。脾病疟气久不去，腹中痛鸣，徐徐热汗出，其人本意宽缓，今忽反常而嗔怒[45]，正言而鼻笑[46]，不能答人者，此不过一月，祸必至矣。

又，脾中寒热，则皆使人腹中痛，不下食。

又，脾病则其舌强语涩，转筋卵缩[47]，牵阴股[48]，引髀[49]痛，身重，不思食，鼓胀[50]，变则水泄[51]，不能卧者，死不治也。

脾正热，则面黄目赤，季胁[52]痛满也。寒则吐涎沫而不食，四肢痛，滑泄[53]不已，手足厥，甚则颤栗如疟也。

临病之时，要在明证详脉，然后投汤丸，求其瘥损[54]耳。

【注释】

[1] 萎黄：即面色淡黄无泽，枯槁无华。

[2] 精不胜：谓阴精不充盛。

[3] 失溺：即遗尿、小便不禁。

[4] 水之流：像流水一样，去而不返。

[5] 鸟之距：形容脾脉来时，好像鸟类的爪距等那样坚硬、不柔和。距，指鸟的爪后突出像趾的部分。

[6] 中满：腹中胀满。

[7] 不遂：不能随意运动。

[8] 溏泻：亦作"溏泄"，指大便稀薄或黏垢的病证。

[9] 如鸡举足：形容脾病脉来，弦硬而数，如同鸡举足疾速行走之势。

[10] 如鸟之啄：形容脾的死脉来时，好像鸟嘴啄食那样急促。

[11] 如屋之漏：形容脾的死脉来时，好像破屋漏水，良久一滴，快慢不匀。

[12] 瞤瞤：肌肉跳动。

[13] 阿阿然：柔和貌。

[14] 真鬼相遇：谓两阴相敌，即长夏季节足厥阴肝来乘足太阴脾。

[15] 失便：大便滑脱不禁。

[16] 百节：泛指肢体关节。

[17] 五液：指五种体液，即泪、汗、涎、涕、唾。

[18] 注，利下也：此下注文曰"此四字疑是注文"，可从。

[19] 积□：孙本缺。医统本作"积气"，可参。

[20] 黄疸：中医病名。是以目黄、身黄、小便黄为主症的一种病证。

[21] 饮食不为肌肤：即饮食化生的水谷精微不能滋养肌肤。

[22] 脾胀：古病名。症见四肢胀、体胖不能胜衣、睡卧不安及食少等。

[23] 哕：呃逆，干呕。

[24] 噫：嗳气。

[25] 日昳慧：指脾病的病情在午后清爽。昳，午后二时，即未时。慧，清爽。《素问·八正神明论篇》："慧然独坐。"王冰注："慧然，清爽也。"

[26] 平旦甚：指脾病的病情在平旦加重。甚，加重。

[27] 日中持：指脾病的病情在中午持续。持，相持。

[28] 下晡静：指脾病的病情在傍晚安静稳定。晡，申时，下晡，即申末酉初。《玉篇·日部》："晡，申时也。"

[29] 瘛疭（chì zòng 赤纵）：手足抽搐，痉挛，抽风。

[30] 食入：宽保本作"食不入"，可参。

[31] 甚：孙本作"盛"，音近而误。据医统本、宽保本改。

[32] 痿厥：古病名。四肢痿弱、肢端发凉之症。明·张介宾："痿，痿弱无力也；厥，四肢厥逆也。"

[33] 风痿：古病名。体虚风邪伤于脾胃之经络，致脾不能将胃受纳、熟腐所化生的水谷精微布散到肢体关节，而致肢体痿废，不能随意运动。《诸病源候论·风身体手足不随候》云：

"诊脾脉缓者，为风痿，四肢不用。"

[34] 击仆：古病名。又名仆击。出《素问·通评虚实论篇》。指突然仆倒的病证，即卒中。多由人体正气先虚，而为邪风入中所致。击仆，宽保本作"寒热作"，可参。

[35] 痹：赵本作"脾"。

[36] 疝气：古病名。为心腹气积作痛之病或某一组织通过周围较薄弱的地方而隆起。

[37] 裹：孙本作"裹"，形近之误，据赵本、医统本改。

[38] 消瘅（dān 单）：古病名，即消渴。是邪热内炽，消灼津液，而见多食善饥及消瘦的病证。

[39] 㿗疝：古病名。又作颓疝，疝气的一种，以阴囊肿痛为主症的疾病。

[40] 肠㿗：古病名。指因寒湿侵犯下焦而致的小腹、睾丸牵引作疼、肿、痒、坠、胀的病证。

[41] 厥疝：古病名。出《素问·五脏生成篇》。多因积于腹中之寒气上逆所致。症见脐周绞痛、恶心、胃脘疼痛、吐出冷涎、四肢厥冷、脉象虚大等。

[42] 者：宽保本此下有"死"字，疑是。

[43] 口噤：证名。指牙关紧急、口不能张开的症状。可因内有积热，外中风邪，痰凝气滞，瘀阻经络所致。

[44] 啭啭：犹言声音婉转。《玉篇·口部》："啭，鸟鸣。"

[45] 嗔怒：恼怒或愤怒的样子。

[46] 正言而鼻笑：言辞郑重而笑声轻薄貌。

[47] 卵缩：指阴缩或阴中拘挛之症。

[48] 股：宽保本此下有"中"字，疑是。

[49] 髀：股骨上段，包括髋关节部。

[50] 鼓胀：病名。以腹部胀大如鼓、皮色苍黄、腹部脉络暴起为特征的一种疾病。

[51] 水泄：泻下如稀水，似水下注。

[52] 季胁：即季肋，又名软肋，相当于胸第十一、十二肋软骨处。

[53] 滑泄：病证名。又名滑泻。症见泄泻不禁、日夜无度、饮食减少、手足厥冷或肿胀、形寒气短、消瘦或发虚热等症。

[54] 痊损：痊愈减轻。

【语译】扁鹊说：脾有病可见面色萎黄。脾实可见舌体僵直，不喜进食，呕逆，四肢弛缓；脾虚可见精不充盛，元气匮乏，遗尿不能自持。脾病脉来像水奔流那样一去不返，是脾气太过，主病在外；脾病脉来像鸟的爪那样尖锐坚硬，是脾气不及，主病在内。太过，则使人四肢沉重，语言謇涩；不及，则使人腹部胀满，不思饮食，乏力，手足弛缓痿弱，不能随意运动，口中流涎，四肢肿胀，大便不时溏泄，梦中饮食。

脾脉来时轻柔和缓，去时像鸡爪着地那样轻缓从容，这是脾的平脉；脉来实而满，微数，如同斗鸡举足那样坚实地冲击，这是脾的病脉。

脉来像鸟嘴啄食那样急促跳动，或像鸟爪那样坚硬尖锐，或像屋内漏雨那样久久一滴，这些脉象都主死。

脾中风可见轻微发热，状态像醉酒之人，腹中烦闷，皮肉跳动，短气，这就是脾中风了。

脾土之气旺盛的时候，脉是柔和的缓脉，这叫平脉。反见脉来去弦急，是肝克脾，如同真气与鬼邪相遇，此时的这种脉象是大凶之兆；反见脉来微涩而短的，是肺乘脾，不治就可以自愈；反见脉来沉而滑的，是肾从脾，也没有大的妨碍；反见脉来浮而洪的，是心生脾，不会导致疾病。

脾有病，见面色发黄，身体沉重，大便失禁，双目直视，嘴唇翻转，手足爪甲发青，四肢逆冷，呕吐食物，周身关节疼痛不能运动，脉当浮大而缓，若反见脉来弦急，面色当发黄而反发青，那就必死无疑了。

脾有病，见面色发黄，饮食不能消化，心腹胀满，身体沉重，四肢关节疼痛，大便硬结，小便不利，其脉来微缓而长的，可治。脾气虚，可见大便滑泄，小便自利，汗出不止，五液注下成为五色痢。注，就是下痢。

脾有积聚，日久不愈，可见四肢松弛不收、黄疸，所进饮食不能营养肌肤，腹部饱闷胀气而又喘息不止。

脾气实则时常梦见筑墙垣、盖房屋，脾气盛可梦见唱歌作乐，脾气虚可梦见饮食不足。

厥邪侵害到脾可梦见湖泊丘陵或狂风暴雨损毁房屋。脾胀可多呃逆，四肢拘急，身体沉重，不思饮食，喜好嗳气。

患脾病，常见午后清爽，早晨加重，中午持续，傍晚安静。

患脾病，脉来很急可见抽搐，脉来微急可见胸膈中不通畅，食后呕吐；脉来很缓可见痿厥；脉来微缓是患风痿，四肢松弛不收；脉来很大就会像人被击中一样仆倒；脉来微大就会患痹，疝气，裹大量脓血在胃肠的外面；脉来很小可见寒热发作；脉来微小是患消瘅；

脉来很滑是患癀疝；脉来微滑是患虫毒，肠鸣，中焦发热；脉来很涩是患肠癀；脉来微涩可患内部溃疡，泻下脓血。

脾病脉来，若大而虚，是有积气在腹中。腹中有厥气，病名叫厥疝。女子患厥疝是同样的诊法。此病是由于四肢出汗后感受风邪所致。

脾气绝，则十日内死亡。又有，脐部鼓凸出来，也主死。口唇焦枯，唇上没有纹理而又见青黑色的，是脾气开始出现亡绝的表现。

脾有病，见面色发黄而双目发赤的，可以治疗；面色青黑并涉及口舌，则在半年内死亡；面色发黄如枳实的，在一月内死亡。患者的吉凶休咎，都得看面部色泽所属脏腑部位。

脾有病见牙关紧闭，嘴唇发黑，四肢沉重如山，不能自主伸展，大小便泄利没有休止，不思饮食，七日内会死。

脾有病嘴唇虽然干萎发黄，但语声清亮柔和的，还可以治疗。患脾疟，疟气日久没有消除，腹中作痛且有肠鸣，徐徐出热汗，患这种病的人如果本来性情宽柔和缓，这时忽然反常而性情急躁易怒，言语郑重而笑声轻薄，不能正确应答的，不超过一个月，灾厄就必然降临了。

脾伤于寒热邪气，就会使人腹中作痛，不思饮食。

患脾病，若见舌僵，语言謇涩，小腿转筋，阴囊紧缩，并牵涉到大腿内侧，引起大腿内侧疼痛，身体沉重，不思饮食，腹部鼓胀，出现水泄不止，不能安卧的，就必死而不可治疗了。

脾中有热，可见面色发黄，双目发赤，季胁疼痛胀闷。脾中有寒可见吐涎沫而又不思饮食，四肢疼痛，滑泄不止，手足厥冷，病情严重的则颤栗如同疟疾发作。

临病诊察的时候，关键要详明脉证，然后再给予方药，从而求得疾病的痊愈或减轻。

【导读】本段论述了脾脏虚实、寒热诸病及生死逆顺脉证。脾主运化，为气血生化之源，主四肢，因此脾脏虚实、寒热诸病多表现在面色、饮食、二便、四肢、腹部感觉等方面。其生死逆顺脉证，则继承《素问·平人气象论篇》"平脾脉来，和柔相离，如鸡践地，曰脾平，长夏以胃气为本。病脾脉来，实而盈数，如鸡举足，曰脾病。死脾脉来，锐坚如鸟之喙，如鸟之距，如屋之漏，如水之流，曰脾死"之经旨，并进一步引申发挥，如原文指出："其脉来似水之流，曰太过，病在外；其脉来如鸟之距，曰不及，病在内。"强调脾之死脉，还可以根据脉来变化进一步判断虚实、表里。另外本段中还述及了脾脏虚实、寒热诸病证的梦境与语言变化，盖因梦为思之余绪，由脑所主，但脑之精气亦赖脾气散精之输布。脾开窍于口，舌乃心之苗，心之精血来源于脾，且脾之经脉亦系于舌，循于咽喉，故本段曰"语声啭啭者可治""正言而鼻笑，不能答人者"祸必至，"舌强语涩"者死不治等，对临床从语言判断脾病预后具有重要的启迪意义。通观全篇，虽论脾脏虚实、寒热、生死顺逆之脉候，实则立论于精、气二字而旁及其他四脏。盖人体赖精气以延年祛病，而脾寄在其中，养四旁也。文末特别指出"临病之时，要在明证详脉，然后投汤丸，求其痊损耳"，可谓精辟。

论胃虚实寒热生死逆顺脉证之法第二十七

本篇论述了胃之病证、脉候及决生死逆顺之法，故题曰"论胃虚实寒热生死逆顺脉证之法"。

【原文】胃者，腑[1]也。又名水谷之海[2]，至脾为表里。胃者，人之根本也，胃气壮则五脏六腑皆壮，足阳明是其经也。

【注释】

[1] 腑：六腑。

[2] 水谷之海：胃有受纳腐熟水谷的功能，如同大海容纳水流一样，所以称为"水谷之海"。

【语译】胃为六腑之一，又称为水谷之海，与脾是表里关系。胃是人身的根本，胃气壮盛，则五脏六腑之气皆能壮盛。足阳明经是它所属的经脉。

【导读】本段论述了胃之生理，认为胃为六腑之一，又称为水谷之海，与脾互为表里。胃主纳化，脾主运化，而纳化、运化之功全在胃气之充盛。胃气足则水谷化，水谷化则精气充，因此认为胃是人身的根本，胃气壮盛，则五脏六腑之气皆能壮盛，强调了脾胃后天之本的作用。足阳明经是它所属的经脉。

【原文】胃气绝，则五日死。实则中胀[1]便难，肢节疼痛，不下食，呕吐不已；虚则肠鸣胀满，引水[2]，滑泄[3]；寒则腹中痛，不能食冷物；热则面赤，如醉人，四肢不收持，不得安卧，语狂目乱，便硬者是也。病甚则腹胁胀满，吐逆不入食，当心痛，上下不通，恶闻食臭[4]，嫌[5]人语，振寒[6]，喜伸欠[7]。

胃中热，则唇黑，热甚则登高而歌，弃衣而走，癫狂[8]不定，汗出额上，衄衄[9]不止。虚极则四肢肿满，胸中短气，谷不化，中消[10]也。胃中风，则溏泄[11]不已。胃不足[12]，则多肌[13]不消食。病人鼻下平[14]则胃中病，渴者不可治一本无上十三字，作微燥而渴者可治。

【注释】

[1] 中胀：中焦胀满。

[2] 引水：宽保本作"引出"，有眉批云："引当作汗。"可参。

[3] 滑泄：古病名。俗名滑泻。多为久泻久虚下脱，以致泄泻不能自止。《杂病源流犀烛·泄泻源流》："滑泄，其泄不禁，泻久不止，大孔（肛门）如竹筒，日夜无度。"

[4] 恶（wù误）闻食臭（xiù秀）：不愿闻到食物的气味。食臭，指食物气味。

[5] 嫌：厌恶。

[6] 振寒：恶寒而寒战。

[7] 伸欠：伸腰打哈欠。

[8] 癫狂：癫狂是神志失常的疾病。

[9] 衄（qiú求）衄：鼻流清涕为衄，鼻出血为衄。《素问·金匮真言论篇》："春不衄衄。"注："衄，谓鼻中出水。"《说文解字·血部》："衄，鼻出血也。"

[10] 中消：即消中病。消中属胃热而名中消，临床表现为多食善饥，口干饮水，大便硬，小便如泔。唐代王冰曰："多饮数溲，谓之热中；多食数溲，谓之消中。"又据篇中所论证候，"消"字疑为"满"字之误。

[11] 溏泄：古病名。又名濡泻、濡泄、鹜溏等。通常泛指水泻或大便稀溏。

[12] 足：瓒批为"定"。

[13] 肌：瓒批为"饥"。

[14] 鼻下平：即人中平满。

【语译】胃气竭绝，则五日之内会死。胃气实可见脘腹胀满，大便困难，四肢关节疼痛，不进饮食，呕吐不止；胃气虚可见肠鸣，腹部胀满，引饮，水泄不止；胃中寒可见腹中作痛，不能进食寒冷之物；胃中热可见面色红赤如同醉酒之人，四肢松弛无力，不能安卧，语言狂妄，目光散乱，大便硬结。胃寒重可见腹部胸胁胀满，呕吐呃逆不能进食，心区疼痛，上下气机痞塞不通，厌恶嗅到食物的气味，嫌弃听到人们说话的声音，寒战发抖，喜欢伸腰打哈欠。

胃中有热可见唇发黑，热甚可见登高

上高处放声歌唱，抛弃衣裳疾速奔走，疯癫狂乱不定，额上汗出，鼻塞流血不止。胃气虚到极点可见四肢肿胀，胸中短气，食物不化，这就是中消。胃中风，可见溏泄不止。胃气不足，常感饥饿但又不能消化食物。患者人中平满，就是胃中有病，如果又见口渴的，就不可治疗了。

【导读】本段论述了胃之诸病证，述及了胃之寒热虚实病证、胃中风等。不同的病证，临床表现各不相同，为后世临床胃病的辨证论治奠定了基础。同时提出了"胃气绝，则五日死"的说法，进一步强调了胃气的重要性，为后世医家重视胃气奠定了基础。

【原文】胃脉搏坚而长，其色黄赤者，当病折腰[1]。其脉软而散者，病食痹[2]。右[3]关上脉浮而大者，虚也；浮而短涩者，实也；浮而微滑者，亦实[4]也；浮而迟者，寒也；浮而数者，实[5]也。虚实寒热，生死之法，察其端谨[6]，即成神妙也。

【注释】

[1] 折腰：一作髀（bì 必），"髀"字疑是。髀，股骨。折髀，股骨疼痛、犹如骨折。《素问·脉要精微论篇》亦云："胃脉搏坚而长，其色赤，当病折髀。"

[2] 食痹：古病名，由胃气上逆所致，症见胸膈闭阻、闷痛、饮食不下等。

[3] 右：孙本作"左"，据赵本改。依右手关脉以候胃之理，亦当如此。

[4] 实：孙本作"虚"，据医统本改。文义亦当如此。

[5] 实：宽保本作"热"。

[6] 端谨：端正谨慎。

【语译】胃脉搏击坚实而长，患者面色黄赤的，当患腰疼痛如折断的病证。患者脉来软而散的，则患食痹病。右关上脉来浮而大，是胃气虚；脉来浮而短涩，是胃气实；脉来浮而微滑，也属胃中实；脉来浮而迟，是胃中寒；脉来浮而数，是胃中热。辨虚实寒热是生死的判断方法，能明察而又谨慎运用，如此则可神机妙算了。

【导读】本段论述了胃之脉象与决生死逆顺之法。指出胃脉搏坚而长，当病折腰的病证。患者脉来软而散的，则患食痹病。同时进一步论述了胃之寒热虚实病证的脉象。篇中所论大都本于《内经》及《脉经》，而涉及脉候"实""热"二字者与《脉经》有异，疑为刊刻之误。

论肺脏虚实寒热生死逆顺脉证之法第二十八

本篇论述了肺脏病证、脉候及决生死逆顺之法，故题曰"论肺脏虚实寒热生死逆顺脉证之法"。

【原文】肺者，魄[1]之舍[2]，生气之源，号为上将军[3]，乃五脏之华盖[4]也。外养皮毛，内荣肠胃，与大肠为表里，手太阴是其经也。

肺气通于鼻[5]，和[6]则能知[7]香臭矣。有寒则善咳一本作有病则喜咳，实则鼻流清涕。凡虚实寒热，则皆使人喘嗽。实则梦刀兵，恐惧，肩息[8]，胸中满；虚则寒生一作热，咳一作喘息，利下，少气力，多悲感。王[9]于秋。

【注释】

[1] 魄：谓一些与生俱来的、本能的、较低级的神经心理活动。《左传·昭公七年》孔颖达疏："初生之时，耳目心识，手足运动，啼呼为声，此魄之灵也。"

[2] 舍：处所，部位。

[3] 上将军：中国古代武将的官名，起于汉，唐则各卫置之，职掌为典京师兵卫或屯兵边境。肺为华盖，若心主之环卫，故以此喻之。《素问·灵兰秘典论篇》喻为"相傅之官"，则谓其主司治节，有辅助心调节人体生命活动的重要作用。

[4] 华盖：古代帝王所乘车子上伞形的遮蔽物。心为君主之官，肺覆盖在心之上，故有华盖之称。

[5] 肺气通于鼻：鼻为肺之窍，故肺气上通于鼻，肺气和调，鼻才能发挥正常的嗅觉功能。

[6] 和：和调，和谐，正常。

[7] 知：掌握，辨别。

[8] 肩息：指肺气壅塞，呼吸困难，息引肩胛抬动。

[9] 王：通"旺"，旺盛。

【语译】肺，是魄所居之处，是化生人体之气的本源，号称为上将军，是五脏的华盖。肺气在外可营养皮毛，在内可濡养肠胃，与大肠是表里关系，手太阴是它所属的经脉。

肺气通窍于鼻，肺气和顺，鼻就能辨别气味了。肺气寒就容易咳嗽，肺气实可见鼻流清涕。无论虚实寒热，都能使人气喘咳嗽。肺气实可梦见刀兵等战争之事，心生恐惧，呼吸时双肩抬高，胸中满闷；肺气虚可生寒，表现为咳嗽喘息，泄泻，少气乏力，常多悲忧感叹。肺气旺盛于秋季。

【导读】本段论述了肺之生理及寒热虚实病证，同时论述了肺的寒热虚实病证及其临床表现，提出了"凡虚实寒热，则皆使人喘嗽"的学术观点，切合临床实际，为肺病辨证奠定了良好的基础。

【原文】其脉浮而毛[1]，曰平。又，浮而短涩者，肺脉也。其脉来毛而中央坚，两头一作傍虚，曰太过，病在外；其脉来毛而微，曰不及，病在内。太过则令人气逆，胸满，背痛；不及，则令人喘呼[2]而咳一作嗽，上气见血[3]，下闻病音[4]。

又，肺脉厌厌聂聂，如落榆荚[5]，曰平。来不上不下，如循鸡羽[6]，曰病。来如物之浮，如风吹鸟背上毛[7]者死。真肺脉[8]至，大而虚。

又，如以毛羽中人皮肤[9]，其[10]色赤，其毛折[11]者死。

又，微毛曰平，毛多曰病。毛而

弦[12]者曰春病，弦甚曰即病。

又，肺病，吐衄血，皮热，脉数，颊赤者，死也。

又，久咳而见血，身热而短气，脉当涩今反浮大，色当白，今反赤者，火克金，十死不治也。

肺病，喘咳，身但寒无热，脉迟微者，可治。

秋王于肺[13]，其脉当浮涩而短，曰平，而反洪大而长，是火刑金，亦不可治。

又，得软而滑者，肾来乘肺[14]，不治自愈。反浮大而缓者，是脾来生肺，不治而瘥。反弦而长者，是肺被肝从[15]，为微邪，虽病不妨。

【注释】

[1] 浮而毛：谓脉来浮而轻虚。此乃肺之平脉脉象。《难经·十五难》："其脉之来，轻虚以浮，故曰毛。"

[2] 喘呼：谓喘息急促。

[3] 上气见血：指气上逆而出血。

[4] 下闻病音：指能听到胸中有喘息的声音。《太素》卷十四"四时脉形"云："下闻胸中喘呼气声也。"可参。

[5] 厌（yān烟）厌聂聂，如落榆荚：形容肺的平脉，如同榆钱离枝后，似落而翩翩轻飘，似浮却又缓缓而下的轻浮和缓之象。厌厌，安静；聂聂，轻小。

[6] 不上不下，如循鸡羽：上、下，指脉之浮沉，这是形容肺的病脉既不像榆钱那样翩翩轻浮，也不像榆钱那样缓缓落下，如同按循在鸡的羽毛上，来去有艰涩之感。

[7] 如物之浮，如风吹鸟背上毛：形容脉象空虚无根，散乱无绪。

[8] 真肺脉：谓肺之真脏脉。脉象虚大，无柔和之象，是肺气败露将绝之象。

[9] 如以毛羽中人皮肤：好像毛羽着人皮肤一般轻。

[10] 其：疑为"面"字之误。

[11] 毛折：谓皮肤之毫毛枯断。《说文解字·手部》："折，断也。"

[12] 弦：孙本作"眩"，形近之误。据医统本、宽保本改。依上下文义，亦当如此。

[13] 秋王于肺：秋、肺二字疑误倒，当作"肺王于秋"。

[14] 肾来乘肺：指肾来乘心，而心不能乘肺，肺不受刑，故不治自愈。

[15] 从：疑作"侮"。

【语译】肺脉来浮而轻虚如毛，这是肺的平脉。同时，脉来浮而短涩的，这也是肺的正常脉象。肺脉来轻虚如毛而又中央坚实，两边空虚，这是肺气太过，主病在表；肺脉来轻虚如毛而又微弱的，是肺气不及，主病在内。太过则使人气逆、胸满、背痛；不及可使人喘息和咳嗽，气上逆而咯血，可听到胸中喘息的声音。

肺脉轻浮虚软，好像榆钱飘落一样的和缓，这是肺的平脉。如果脉来不浮不沉，如摸鸡的羽毛一样艰涩，这是肺的病脉。如果脉来如草浮在水上，如风吹鸟背上毛般的轻浮散乱，这是肺脏的死脉。肺的真脏脉，浮大而且空虚。

脉来如同用羽毛触中人的皮肤那样轻虚无力，患者面色发赤，毛发枯槁容易折断，这种病情主死。

脉来微而轻虚如毛的，是肺的平脉；如果脉象偏于轻虚如毛的，是肺的病脉；倘若脉象轻虚中兼见弦脉，预测到了春天就要生病；倘若弦象明显，立刻就会发病。

肺有病，见吐血衄血，皮肤发热，脉数，面颊发红的，主死。

久咳不止而咯血，全身发热而气短，脉当涩而反见浮大，面色当白而反见发红，这是火克金，必死无疑了。

肺有病，表现出咳嗽气喘，全身怕冷不发热，脉来迟而微的，可治。

秋季是肺气旺盛之时，肺脉当见浮涩而短，这是肺的正常脉象，如果反见洪大而长的，是火克金，也不可治。

诊得脉软兼滑的，是肾来乘心，心不能乘肺，肺不受刑，故不治自愈。脉来反浮大而缓的，是脾来生肺，不治而愈。脉来反弦而长的，是肺被肝反侮，属微邪，即使有病也无妨碍。

【导读】本段论述了肺之平、病、生、死之脉候。其相关论述，既继承了《素问·玉机真脏论篇》《素问·平人气象论篇》等篇章经义，又进一步引申发挥，提出了肺病临床应脉证合参，依五行生克规律来判断其顺逆预后。

【原文】虚则不能息，耳重[1]，嗌干[2]，喘咳上气，肩背痛。有积，则胁下胀满。

中风，则口燥而喘，身运而重[3]，汗出而冒闷[4]。其脉按之虚弱如葱叶，下无根者死。

中热，则唾血[5]，其脉细、紧、浮、数、芤、滑，皆失血病。此由燥[6]扰、嗔怒[7]、劳伤得之，气壅结所为也。

肺胀[8]，则其人喘咳，而目如脱，其脉浮大者是也。

又，肺痿[9]则吐涎沫，而咽干欲饮者为愈，不饮，则未瘥[10]。

又，咳而遗溺[11]者，上虚不能制下也。其脉沉浊者，病在内；浮清者，病在外。

肺死，则鼻孔开而黑枯，喘而目直视也。

又，肺绝则十二[12]日死，其状足满[13]，泻痢不觉出也。面白目青，此谓乱经[14]，此虽天命[15]，亦不可治[16]。

又，饮酒当风，中于肺，则[17]咳嗽喘闷。见血者不可治；无血者可治；面黄目白者可治，肺病颊赤者死。

又，言音喘急，短气，好唾一作睡，此为真鬼相害[18]，十死十，百死百，大逆之兆也。

又，阳气上而不降，燔[19]于肺，肺自结邪[20]，胀满，喘急，狂言，瞑目[21]，非常所说，而口鼻张，大小便头俱胀，饮水无度，此因热伤于肺，肺化为血，不可治，则半岁死。

又，肺疟[22]使人心寒[23]，寒甚则发热，寒热往来，休作不定，多惊，咳喘，如有所见[24]者是也。其脉浮而紧，又滑而数，又迟涩而小，皆为肺疟之脉也。

又，其人素声清而雄[25]者，暴不

响亮，而拖气用力，言语难出，视不转睛，虽未为病，其人不久。

又，肺病实则上气，喘急，咳嗽，身热，脉大也；虚则乏力，喘促，右胁胀，语言气短—作促者，是也。

又，乍寒乍热，鼻塞，颐[26]赤面白，皆肺病之候也。

【注释】

[1] 耳重（chóng 虫）：重听也，谓听觉欠灵。张籍《咏怀诗》："眼昏书字大，耳重觉声高。"

[2] 嗌干：咽喉干燥。嗌，咽喉。

[3] 身运而重：谓身晕转而沉重。《说文解字·通训定声》："运，假借为晕。"

[4] 冒闷：指头目眩晕、头昏不清醒。

[5] 唾血：唾液内带血。

[6] 燥：赵本作"躁"。

[7] 嗔怒：恼怒。

[8] 肺胀：病名。因肺气长期壅滞，肺叶恒久膨胀，不能敛降，而胀廓充胸。以胸中胀闷、咳嗽咳痰、气短而喘为主要表现的肺系疾病。

[9] 肺痿：病名。是指肺叶痿弱不用，临床以咳吐浊唾涎沫为主症。

[10] 瘥：痊愈。

[11] 遗溺：即遗尿。

[12] 二：宽保本作"三"。

[13] 满：肿满，肿胀。

[14] 乱经：扰乱经气正常运行。

[15] 天命：天赋之寿命。

[16] 治：赵本作"活"。

[17] 则：宽保本此下有"肺发"二字，可参。

[18] 真鬼相害：即心火克肺金。

[19] 燔：燔灼。

[20] 结邪：邪气结滞。

[21] 瞑目：指目昏不明。

[22] 肺疟：古病名。首见于《素问·刺疟论篇》。症见患疟疾者伴有心胸发冷、寒极而热、热而易惊、咳喘不已等。

[23] 心寒：心里感觉发冷。

[24] 如有所见：好像见到了可怕的东西。

[25] 雄：指声音洪亮有力。

[26] 颐：面颊，腮。

【语译】肺气虚则呼吸困难，耳聋，咽干，喘咳气逆，肩背疼痛。肺有积，则胁下胀满。

肺中风，则口舌干燥而喘急，身体晕转而沉重，汗出而头脑昏闷。若脉按之虚弱如同按在葱叶上，而重按无根的，主死。

肺伤于热邪可见唾血，其脉来细、紧、浮、数、芤、滑，都主失血的病。这是由躁扰、盛怒、劳伤所得，肺气壅结而致。

肺胀，则表现为咳嗽气喘，目如脱状，脉来浮大。

肺痿则口吐涎沫，若咽干口燥想饮水的，为病将痊愈，不想饮水的，则病不愈。

咳嗽时伴有遗尿的，这是上虚不能制下。患者脉来沉而浊乱的，主病在里；脉来浮而轻清的，主病在表。

肺气衰败，则鼻孔张开而色黑干枯，气喘而双目直视。

肺气竭绝，主十二日内死，症状表现为足肿胀满，泄痢不禁而不自知。面色白、目中青，这就是所谓的乱经，即使是天赋的寿命，也不可救治了。

饮酒中风，风邪伤于肺，可见咳嗽、气喘、胸闷。伴有咯血的不可治，不伴有咯血的可治；面黄目白的可治，面颊发红的主死。

言语时气息喘急、气短、好睡，这是因为心火克肺金，这是十死十，百死百，气机大乱的征兆。

阳气升而不降，热灼于肺，肺气因而结聚热邪，胀满喘急、狂言、闭目、言语妄乱，而且口鼻张开，二便时均见头部胀痛，饮水无度，这是由于热邪伤肺，肺气衰败影响到血，此种病证不可治，约在半年内死亡。

患肺疟使人心中寒冷，寒冷太甚则发热，寒热往来，发作休止没有定时，易于惊恐，咳嗽气喘，好像见到了可怕的东西，这就是肺疟的证候了。患者脉来浮而紧，又滑而数，又迟涩而小，都是肺疟的脉象。

患者平素声音清晰而洪亮，突然声音不响亮，而且用力发声仍言语困难，目不转睛，虽然没有查出疾病，此人也生存不长久了。

肺病之人，实则见气逆喘急，咳嗽，身热，脉大；虚则见乏力，气息喘促，右侧胁肋胀满，言语气短的证候。

忽寒忽热、鼻塞、面颊发红、颜面发白，这都是肺病的证候。

【导读】本段论述了肺脏虚实、寒热诸病的临床表现。论中述及肺脏病证有肺气积、肺中风、肺中热、肺胀、肺痿、肺疟等，不同的病证临床表现各不相同。本论为后世肺病的辨证论治奠定了基础。盖肺为华盖，主气司呼吸，主宣发肃降，不论是外来寒热、虚实之邪，还是躁扰、嗔怒、劳伤等因素，皆可伤肺，影响到肺之宣降，导致咳、痰、嗽、喘、衄、喑等病证发生。同时肺为气之主，而肾为气之根，大凡肾虚不可纳气归原者，亦可引发气从脐下奔逆而上，导致咳嗽的发生，故篇中提出"咳而遗溺者，上虚不能制下也"，可谓精辟。

论大肠虚实寒热生死逆顺之法第二十九

本篇论述了大肠病证、脉候，故题曰"论大肠虚实寒热生死逆顺之法"。

【原文】大肠者，肺之腑也。为传送之司[1]，号监仓之官[2]。肺病久不已，则传入大肠，手阳明是其经也。

【注释】

[1] 传送之司：又称传导之官，是指大肠具有传导糟粕的功能。

[2] 监仓之官：指监督粮仓的官员。此类比大肠具有传导输泄糟粕的功能。

【语译】大肠是与肺相合的腑，担任传送糟粕的功能，号称监仓之官。患肺病日久不愈，病变就传入大肠。手阳明经是它所属的经脉。

【导读】本段论述了大肠的生理。《素问·灵兰秘典论篇》及《素问·刺法论篇》均言及"大肠者，传道之官，变化出焉"，与本论所言有异曲同工之妙，均强调了大肠司出而不司纳，仅为传送之道耳，故有"监仓之官"之喻。同时强调，肺病日久，可传入大肠，为后世"脏病传腑理论"奠定了基础。

【原文】寒则泄，热则结[1]，绝则泄利无度，利绝而死也，热极则便血。

又，风中大肠，则下血[2]。

又，实热则胀满，而大便不通；虚寒则滑泄[3]不定。

大肠乍虚乍实，乍来乍去。寒则溏泄[4]，热则垢重[5]，有积物则寒栗[6]而发热，有如疟状[7]也。

积冷不去，则当脐而痛，不能久立，痛已则泄白物是也。

虚则喜满，咳喘而喉咽中如核妨[8]矣。

【注释】

[1] 结：指大便秘结。

[2] 下血：指大便中带血。

[3] 滑泄：古病名。又称"滑泻"，是指泄利不禁，泻久不止，日夜无度。常伴有饮食减少，手足厥冷或肿胀，形寒气短，消瘦，或发虚热等症。

[4] 溏泄：古病名。指大便稀薄。

[5] 垢重：指大便秽臭沉滞。

[6] 寒栗：是指恶寒战栗。

[7] 有如疟状也：宽保本作"其发渴如疟状"。可参。

[8] 妨：妨碍，阻碍。

【语译】大肠寒则泄泻，大肠热则便结，大肠气绝则泄利不止，泄利竭尽就会死亡，大肠热极则大便下血。

风邪中伤大肠，也可致大便下血。

大肠实热可致腹部胀满，大便不通；大肠虚寒可致滑泄不止。

大肠之气忽虚忽实，忽来忽去。大肠有寒则溏泄，大肠有热则大便秽臭沉滞，大肠有积物则恶寒战栗而发热，像疟疾发作的症状。

大肠有积冷，日久不去，则见脐部作痛，不能久立，痛止以后则泻白色的秽物。

大肠气虚则常常腹部胀满，气喘咳嗽，而且咽喉中如有果核阻碍一样。

【导读】本段论述了大肠的寒热虚实、积物积冷诸病的临床表现。大肠的主要功能为传导糟粕，大肠功能失司，则传导失常，表现出大便和腹部的异常。因此，文中不论是大肠的寒热虚实病证，还是积物积冷诸病，其临床表现多为腹痛、泄泻或便秘等症状，为临床大肠病辨证奠定了基础。

卷　中

论肾脏虚实寒热生死逆顺之法第三十

本篇论述了肾脏之病证脉候，故题曰"论肾脏虚实寒热生死逆顺之法"。

【原文】肾者，精神之舍[1]，性命之根，外通于耳。男以闭[2]一作库精，女以包[3]血，与膀胱为表里，足少阴太阳[4]是其经也。肾气绝，则不尽其天命[5]而死也。王丁冬。

【注释】

[1] 舍：处所，部位。

[2] 闭：藏也。《素问·四气调神大论篇》："冬三月，此谓闭藏。"

[3] 包：藏也。《汉书·外戚传》："包红颜

而弗明。"注："包，藏也。"

[4] 太阳：疑衍。瓒本无。

[5] 天命：天赋之寿命。

【语译】肾是精神寄附之处，是性命的根基。在外开窍于耳。男子以藏精，女子以纳血，肾与膀胱互为表里，足少阴经、足太阳经分别是肾与膀胱所属的经脉。肾气竭绝，就不能享尽天赋的寿命而死亡了。肾气在冬季旺盛。

【导读】本段论述了肾之生理。同时提出："肾气绝，则不尽其天命而死也。"认为肾为先天之本，肾之精气的盛衰决定了人之寿命的长短，肾气竭绝，则不能尽享天赋的寿命，进一步强调了肾中精气的重要性。

【原文】其脉沉濡曰平，反此者病。其脉弹石[1]，名曰太过，病在外；其去如数[2]者，为不及，病在内。太过，则令人解㑊[3]，脊脉痛而少气本作令人体痹而少气不欲言；不及，则令人心悬如饥[4]，胁中清[5]，脊中痛，少肠[6]腹满，小便滑本云心如悬，少腹痛，小便滑，变赤黄色也。

又，肾脉来，喘喘累累[7]如钩，按之而坚，曰平。

又，来如引葛[8]，按之益坚，曰病。来如转索，辟辟如弹石[9]，曰死。

又，肾脉但石，无胃气亦死。

【注释】

[1] 其脉弹石：谓其脉来时应指坚硬而急促，如指弹石。

[2] 其去如数：指虚数脉。

[3] 解㑊（xiè yì 懈亦）：四肢懈惰、倦怠无力的病证。"㑊"，孙本作"㑊"，形近致误，据赵本改。

[4] 心悬如饥：形容心中空虚而怯弱，如有饥饿之感。

[5] 眇（miǎo 秒）中清：指软肋下有清冷的感觉。眇，指季肋下空软处，孙本作"眇"，形近之误，据医统本改。

[6] 肠：疑衍。

[7] 喘喘累累：形容脉来滑利连贯。

[8] 引葛：形容脉来坚紧，如牵引葛藤，缺少柔和之象。

[9] 辟辟如弹石：形容脉来急促坚硬，毫无柔和之象。

【语译】脉象沉而濡是肾的平脉，不同于这一脉象者是病脉。脉来沉弦坚实，好像指弹于石上，是肾气太过，主病在表；脉来虚数，是肾气不及，主病在里。肾气太过可使人懈怠无力，脊中疼痛而呼吸微弱；肾气不及可使人心中空虚而怯弱，如有饥饿之感，季肋下空软处感到清冷，脊柱疼痛，少腹胀满，小便滑利，尿液颜色变成赤黄色。

脉来连续不断，速而滑利，有如心之钩脉，按之沉而有力，这是肾脏的平脉。若脉来如牵引葛藤，按之更沉，这是肾的病脉。若脉来如同按在牵拉转动的绳索上，又如同弹石一样急促而坚硬，这便是肾脏的死脉。同时，肾脉只是坚硬如石，而没有胃气，即脉来无从容和缓之象，也主死。

【导读】本段论述了肾脏病脉证之概要，指出了肾脏病脉之平脉、病脉、死脉及肾气太过不及的临床表现，对此，《素问·平人气象论篇》及《素问·玉机真脏论篇》等中已有相关论及，本段继承了《内经》经旨，并进一步引申发挥，如对肾气不及所致的小便变化，《内经》仅是提出了小便发生异常改变，但并未言明有何变化，而本段则明确指出了"小便滑，变赤黄色也"，进一步丰富发展了《内经》理论。

【原文】肾有水，则腹大，脐肿[1]，腰重痛，不得溺[2]，阴下湿如牛鼻头汗出，是为逆寒，大便难，其面反瘦也。

肾病，手足逆冷，面赤目黄，小便不禁，骨节烦痛[3]，小腹结痛[4]，气上冲心。脉当沉细而滑，今反浮大而缓。其色当黑，今其反[5]者，是土来克水，为大逆，十死不治也。

又，肾病面色黑，其气虚弱，翕翕少气[6]，两耳若聋，精自出，饮食少，小便清，膝下冷，其脉沉滑而迟为可治。

又，冬脉沉濡而滑曰平，反浮涩而短，肺来乘[7]肾，虽病易治；反弦细而长者，肝来乘肾，不治自愈；反浮大而洪，心来乘肾，不为害。

肾病，腹大胫肿，喘咳，身重，寝汗出[8]，憎风[9]；虚则胸中痛，大腹[10]小腹[11]痛，清厥[12]，意不乐[13]也。

阴邪入肾则骨痛，腰[14]上引项脊[15]背疼，此皆举重用力，及遇房[16]汗出，当风浴水，或久立则伤肾也。

又，其脉急甚则肾瘅[17]瘕[18]疾；微急，则沉厥[19]，奔豚[20]，足不收；

缓甚，则折脊[21]；微缓，则洞泄[22]，食不化，入咽还出；大甚，则阴痿[23]；微大，则石水[24]起脐下至小腹，其肿埵埵然[25]而上至胃脘者，死不治；小甚，则洞泄；微小，则消瘅[26]；滑甚，则癃[27]颓[28]；微滑，则骨痿，坐弗能起，目视见花；涩甚，则大痈塞；微涩，则不月[29]，疾痔[30]。

又，其脉之至也，上坚而大，有脓[31]气在阴中及腹内，名曰肾痹[32]，得之因浴冷水而卧。脉来沉而大坚，浮而紧，苦手足骨肿，厥，阴痿不起，腰背疼，小腹肿，心下[33]水气，时胀满而洞泄，此皆浴水中，身未干而合房得之也。

虚则梦舟溺人，得其时，梦伏水中，若有所畏。盛实则梦腰脊离解不相属。厥邪客于肾，则梦临深投水中。

肾胀[34]则腹痛满引背，怏怏然[35]腰痹[36]痛。

肾病，夜半慧[37]，四季[38]甚，下晡[39]静。

肾生病则口热，舌干，咽肿，上气，嗌干[40]，及心烦而痛，黄疸[41]，肠澼[42]，痿厥[43]，腰脊背急痛，嗜卧[44]，足下热而痛，胕酸[45]。病久不已，则腿筋痛，小便闭，而两胁胀，支满[46]，目盲者死。

肾之积，苦腰脊相引而疼，饥见饱减，此肾中寒结在脐下也。诸积大法，其脉来细软而附骨者，是也。

又，面黑目白，肾已内伤，八日死。

又，阴缩[47]，小便不出，出而不快者亦死。

又，其色青黄，连耳左右，其人年三十许，百日死。若偏在一边，一月[48]死。

实则烦闷，脐下重；热则口舌干焦，而小便涩黄；寒则阴中与腰脊俱疼，面黑耳干，哕[49]而不食，或呕血者是也。

又，喉中鸣，坐而喘咳，唾血出，亦为肾虚寒，气欲绝也。

寒热虚实既明，详细调救，即十可十全之道也。

【注释】

[1] 脐肿：指脐部肿大高突。

[2] 溺：通“尿”。

[3] 骨节烦痛：烦，犹剧也。骨节烦痛，肢体骨骼关节剧烈疼痛。

[4] 小腹结痛：指小腹部结滞疼痛。

[5] 今其反：医统本作“今反黄”。可参。

[6] 翕翕少气：气少无力之状。

[7] 乘：泛指五行生克乘侮关系。

[8] 寝汗出：在睡眠中出汗，即盗汗。

[9] 憎风：恶风。明代张介宾：“凡汗多者表必虚，表虚阳必衰，故恶风。”

[10] 大腹：指腹的上部，位于胸部与脐之间的部分。

[11] 小腹：指下腹的中部。

[12] 清厥：清冷厥逆，即四肢厥冷。明代张介宾曰：“清厥，四肢厥冷也。”

[13] 意不乐：指心中冈冈不乐。

[14] 腰：此下疑脱“痛”字。

[15] 脊：孙本作“瘠”，音近而误。据医

统本改，文义亦当如此。

[16] 房：房劳。

[17] 肾痿：病名。即骨痿。临床表现为腰脊酸软、不能伸展、下肢无力、足不能任地等。

[18] 痕：疑为"癫"字之误。《脉经》卷三第五、《针灸甲乙经》卷四第二作"骨痿癫疾"。瓒本亦有批云："一作癫"。

[19] 沉厥：病名。症见骨骼发冷、四肢厥逆。

[20] 奔豚：病名，五脏积之一。症见有气从少腹上冲胸脘、咽喉，异常痛苦。

[21] 折脊：脊背疼痛如折。

[22] 洞泄：指完谷不化、泻下较剧的病证。

[23] 阴痿：即"阳痿"。

[24] 石水：病名。水肿病的一种，症见水肿、腹满坚硬如石、脉沉。

[25] 埵埵然：坚硬貌。《说文解字·土部》："埵，坚土也。"

[26] 消瘅：古病名，是邪热内炽，津液消灼，日渐消瘦的证候。一说为消渴。

[27] 癃：病名，即癃闭，症见小便不通，甚至点滴全无。

[28] 颓：病名，即颓疝，症见阴囊肿痛的病。

[29] 不月：月经闭止。

[30] 痔：指痔疮。

[31] 脓：医统本作"积"。

[32] 肾痹：病名。症见腰背弯曲不能伸直，骨节拘挛等。

[33] 下：宽保本此下有"有"字，疑是。

[34] 肾胀：病名。症见腹部胀满疼痛放射至背部，并伴有腰髀疼痛。

[35] 怏怏然：医统本作"快快然"，可从。快快然，苦闷不乐貌。

[36] 痹：疑为髀之误。

[37] 患：瓒本及医统本作"慧"，可从。

[38] 四季：宽保本作"日中"，疑是。

[39] 下晡（bū 不）：下午申时之末，即将近黄昏之时。晡，申时，相当于今之15～17时。

[40] 嗌干：咽喉干燥。嗌，咽喉。

[41] 黄疸：病名。是以目黄、身黄、小便黄为主症的一种病证。

[42] 肠澼：古病名。指下痢脓血的痢疾等病。《集韵》："澼，肠间水。"

[43] 痿厥：古病名。四肢痿弱、肢端发凉之症。明代张介宾："痿，痿弱无力也；厥，四肢厥逆也。"

[44] 嗜卧：即嗜睡。

[45] 胻（héng 横）酸：胻，又作"骱"，小腿上部接近膝盖的地方。酸，酸痛。

[46] 支满：支撑胀满。

[47] 阴缩：即阴茎内缩。

[48] 月：瓒本作"日"。

[49] 哕：呃逆。

【语译】肾病出现水肿，则腹部膨大，脐部肿胀高突，腰部沉重疼痛，小便排出不畅，阴部潮湿如同牛鼻头有汗液渗出一样，这就是逆寒，伴有大便困难，患者面容瘦削。

肾有病，表现出手足逆冷，面色红赤，双目发黄，小便失禁，骨骼、关节剧痛，小腹结滞疼痛，气上冲心。脉来当沉细而滑，现反浮大而缓。面色当发黑，现反而发黄的，是土来克水，为大逆，必死无治。

肾有病见面色发黑，患者元气虚弱，呼吸气少无力，两耳仿佛已聋，精液自行遗泄，饮食减少，小便清冷，膝下发冷，若其脉来沉滑而迟的，为可治。

肾脉沉濡而滑是平脉，反浮涩而短，是肺金来生肾水，即使有病也易治疗；脉来反弦细而长的，是肝木来滋肾水，不治即可自愈，脉来反浮大而洪的，是心火来侮肾水，不会产生危害。

肾有病，可见腹部膨大，小腿发肿，气喘咳嗽，身体沉重，盗汗，恶风；肾气虚可见胸中、大腹、小腹疼痛，四肢清冷，患者郁郁不乐。

阴邪伤肾，可见骨骼疼痛，腰痛向上牵引颈项背脊作痛，这些都是由于举重用力以及房劳后出汗，又当风沐浴，或因长时间站立等伤肾所致。

肾病脉来很急，可患肾痿或癫疾；脉来微急则患沉厥，奔豚，下肢弛缓无力；脉来很缓则腰脊折断般疼痛；脉来微缓，则见泄泻，完谷不化，食入即吐；脉来很大则患阳痿；脉来微大则患石水，水肿从脐下肿至小腹，小腹若肿得像坚实的土块一样沉甸甸的，而且肿至胃脘部位的，主死不可治；脉来很小则为泄泻；脉来微小则患消渴；脉来很滑则患癃闭与㿉疝；脉来微滑则患骨痿，症见坐下不能起，双目视物昏花；脉来很涩则见胸腹壅塞；脉来微涩则患闭经或痔疮。

患者脉来坚硬实大，是有积气在阴部和小腹内，此为肾痹，其因冷水沐浴以后随即睡卧而得。脉来沉大而坚，浮而紧，就会出现手足骨节肿大，厥冷，阳痿不能勃起，腰背疼痛，小腹肿胀，心下有水气，胃脘经常胀满或泄泻。这些都是由于在水中沐浴以后，身上水湿未干就行房事而得的。

肾气虚可梦见舟覆使人溺水，若恰逢肾所主的冬令，可梦见潜藏在水中，好像要躲避有所畏惧的事。肾气盛实，则梦见腰脊分离而不相连接。厥逆之邪犯肾，则梦见身在高处俯视万丈深渊或投身到水中。

患肾胀可腹痛胀满牵引背部，苦闷不乐，腰髀疼痛。

患肾病，大多半夜清爽，日中时加重，傍晚安静。

肾生病，则见口中热，舌干燥，咽部肿，气上逆，咽喉干，心烦疼痛，黄疸，下痢脓血，四肢痿软厥冷，腰、脊、背拘急疼痛，喜欢睡卧，足底发热疼痛，小腿骨酸痛。肾病日久不愈，则见腿部筋痛，小便不通，若见两胁作胀，心下胀满，双目失明的主死。

患肾积，则可出现腰与脊相互牵引而疼痛，饥饿时加重，食后减轻。这是因为肾中的寒邪结聚在脐下的缘故。根据众多积证诊断的基本脉法，脉来细软而又沉附于骨的，就是积证了。

面色发黑，两目枯白，是肾气已经耗尽，主八日内死。

阴茎内缩，小便不出，或排出而不畅的，也主死。

面色青黄，连及左右两耳，患者三十岁左右，则百日内死。若青黄色偏在一侧，则一个月内死。

肾实，可见心烦闷乱，脐下沉重；肾热可见口舌干焦，而又小便涩黄；肾寒可见阴部和腰背部均疼痛，面色发黑，两耳干枯，呃逆，不思饮食，或呕血。

喉中痰鸣，端坐气喘咳嗽，唾液中带血，也属肾虚寒，是肾气将绝。

寒、热、虚、实既已辨明，又加以详　　细调理救治，即可达到治十痉十的境界了。

【导读】本段论述了肾脏虚实、寒热、生死之脉候，述及肾脏病证有肾有水、肾胀、肾之积等，并以"肾病"或"肾生病"等概述肾脏诸证候，其所述之神情、面容、口舌、耳目、四肢、胸腹、腰背、精气、汗液、气息、二便以及病情之慧、甚、静等变化，无不根源于肾之生理，进一步丰富了肾病的临床表现。其所述之举重用力、遇房汗出、当风浴水、久立等病因，则进一步丰富了肾病的病因病机，为后世临床肾病的辨证论治奠定了基础。

论膀胱虚实寒热生死逆顺脉证之法第三十一

本篇论述了膀胱寒热、虚实病证及决生死逆顺之法，故题曰"论膀胱虚实寒热生死逆顺脉证之法"。

【原文】膀胱者，津液之腑[1]，与肾为表里，号曰水曹掾[2]，又名玉海[3]，足太阳是其经也。总通于五腑，所以五腑有疾，即应膀胱；膀胱有疾，即应胞囊[4]也。

【注释】

[1] 津液之腑：膀胱具有贮尿排尿的功能，是人体水液汇聚之处，故称为"津液之腑"。

[2] 水曹掾：管水之吏。《玉篇·手部》："公腑掾吏也。"此喻膀胱具有贮藏津液及主司小便之功。

[3] 玉海：酒器之美称。《事物异名录·器用·诸饮器》："齐东野语，史忠惠进玉海，可容酒三升。"此比喻膀胱藏纳津液之功犹如酒器盛纳美酒一般。

[4] 胞囊：指女子之胞宫或男子之阴囊。

【语译】膀胱是津液之腑，与肾互为表里，号称水曹掾，又名玉海，足太阳经是它所属的经脉。膀胱之气通达于五腑，所以五腑有病，即影响膀胱，膀胱有病，即影响子宫或阴囊。

【导读】本段论述了膀胱的生理。膀胱与肾互为表里，肾主水，为水之下源，二者相互配合，共同主司尿液的生成与排泄。至于"总通于五腑，所以五腑有疾，即应膀胱，膀胱有疾，即应胞囊"之论，实发前人之所未发，进一步强调了膀胱的重要性。盖膀胱位居下焦而与胞囊相连，胞为血海，囊为精库，精血同源，血结则病水，水结亦病血，故云"膀胱有疾，即应胞囊"。

【原文】伤热，则小便不利。热入膀胱，则其气急，而苦小便黄涩也。膀胱寒，则小便数而清[1]也。

又，石水[2]发，则其根在膀胱，四肢瘦小，其腹胀[3]大者是也。

又，膀胱咳[4]久不已，则传入三

焦，肠[5]满而不欲饮食也。然上焦主心肺之病，人有热则食不入胃，寒则精神不守，泄利不止，语声不出也。实则上绝于心，气不行也。虚则引起[6]气之[7]于肺也。其三焦之气和，则五脏六腑皆和，逆则皆逆。

膀胱中有厥阴[8]气，则梦行不快。满胀，则小便不下，脐下重闷，或肩[9]痛也。

绝则三日气[10]，死时鸡鸣[11]也。

其三焦之论，备云于后。

【注释】

[1] 清：清稀。宽保本此下有"白"字，可从。

[2] 石水：病名。水肿病的一种，症见水肿，腹满坚硬如石，脉沉。

[3] 胀：瓒本有小注云："一作独"。可参。

[4] 膀胱咳：病名。首见于《素问·咳论篇》，症见咳嗽时伴有小便自出。

[5] 肠：瓒本作"腹"。

[6] 起：疑衍。

[7] 之：周本作"乏"。

[8] 阴：疑衍。

[9] 肩：瓒本有小注云："一作肾"。可参。

[10] 气：医统本作"死"，可从。

[11] 鸡鸣：时段名，即丑时，为今凌晨1～3时。

【语译】伤于热邪，则见小便不利。热入膀胱，则膀胱之气急迫，而患小便色黄、短涩。膀胱有寒，则见小便次数增多而尿清。

石水发作，其根就在膀胱，四肢瘦小，腹部胀大。

患膀胱咳日久不愈，病邪可传入三焦，见腹胀而不思饮食。上焦主心肺的病，人有热则食入即吐，有寒则精神不能内守，泄利不止，言语不能发出声音。膀胱实，则邪气上绝于心，心气不能正常运行。膀胱虚，则引起肺气衰少。人的三焦之气调和，则五脏六腑都安和，三焦之气逆乱，则五脏六腑之气都紊乱。

膀胱中有厥逆之气，则梦见行走不快；膀胱满胀，则小便不利，脐下沉重闷胀，或兼肩部疼痛。

膀胱气绝，主三日内死亡，死时往往是凌晨鸡鸣报晓的时刻。

关于三焦的论述，在后篇详细备述。

【导读】本段论述了膀胱寒热、虚实诸证脉候。膀胱虽为贮溲之器，实则专司水液之代谢，故其病证，并不仅仅局限于小便的改变。本段通过膀胱久咳不已而传入三焦之例，论述了膀胱寒热、虚实病证的临床表现，同时提出了"三焦之气和，则五脏六腑皆和，逆则皆逆"的理论，总括三焦的重要功能，为下篇之引导，并于篇末特书之曰："其三焦之论，备云于后。"

论三焦虚实寒热生死逆顺脉证之法第三十二

本篇提出了三焦的生理功能是"总领五脏六腑，荣卫经络内外左右上下之气"，论述了三焦病证及决生死逆顺之法，故题曰"论三焦虚实寒热生死逆顺脉证之法"。

【原文】三焦者，人之三元之气[1]也，号曰中清之腑[2]，总领五脏六腑、荣卫经络、内外左右上下之气也。三焦通则内外左右上下皆通也。其于周身灌体，和内调外，荣左养右，导上宣下，莫大于此者也。

又名玉海[3]、水道[4]，上则曰三管[5]，中则名霍乱[6]，下则曰走哺[7]，名虽三而归一，有其名而无[8]形者也，亦号曰孤独之腑[9]。而卫出于上，荣出于中[10]。上者，络脉之系也；中者，经脉之系也；下者，水道之系也。亦又属膀胱之宗始，主通阴阳，调虚实。

呼吸有病则苦腹胀，气满，小腹坚，溺而不得，便而窘迫也。溢则作水，留则为胀，足太阳[11]是其经也。

【注释】

[1] 三元之气：谓上焦之宗气，中焦之荣气，下焦之卫气。

[2] 中清之腑：三焦在体内具有统领经络、脏腑的功能，且通调内外、左右、上下，周流津液而灌溉全身，故称为"中清之腑"。

[3] 玉海：酒器之美称。因三焦是人体水液输布运行之道，犹如盛纳美酒的酒器一般，故亦称为"玉海"。

[4] 水道：三焦为水液运行之道，故名。

[5] 三管：《备急千金要方》卷二十中"三管"作"三管反射"，指胃气未定，见汗出、食先吐、短气不续、语声不出等上焦病，此代指上焦。

[6] 霍乱：指上下隔绝、腹痛、洞泄、呕逆等中焦病，这里代指中焦。

[7] 走哺：指大小便不通利等下焦病，这里代指下焦。

[8] 无：瓒本此下有"其"字，疑是。

[9] 孤独之腑：即孤腑，因三焦是脏腑外围最大的腑，其包罗诸脏腑，与五脏之间无表里关系，故称为"孤独之腑"。

[10] 中：此下疑有脱文。

[11] 足太阳：当作"手少阳"。

【语译】三焦主管人的上、中、下三元之气，号称中清之腑，总领人体五脏六腑、营卫经络、内外左右上下之气。三焦通调，则内外左右上下都可通调。至于周流全身，灌溉机体，调和脏腑，调适营卫，营养左右肢体，宣导上下气机，没有比三焦作用更大的了。

三焦又称玉海、水道，上焦也可称为三管，中焦也可称为霍乱，下焦也可称为走哺，名称虽分为三种，但总归是一个腑，人身有三焦之名却没有三焦之形，又号称孤独之腑。而卫气出自上焦，营气出自中焦。上焦，与络脉连属；中焦，与经脉连属；下焦与水道连属，因此，也是膀胱之气的本源，主要通调阴阳，调节虚实。

上焦主司呼吸的肺有病，则可使中焦腹胀、气满，又可使下焦小腹坚实，有尿意而无尿排出，有便意而又排便窘迫。水液外溢就发生水肿，水液滞留于内就成为胀满。手少阳经是它所属的经脉。

【导读】本段论述了三焦的生理功能。三焦之名，始见于《素问·灵兰秘典论篇》。《内经》认为三焦有名有形，为六腑之一，和其他脏腑一样，是一个具有综合功能的脏器，为分布于胸腹腔的一个大腑，因其与五脏无表里配合关系，故有"孤腑"之称。《难经》则提出三焦"有名而无形"。自此以降，关于三焦的形名之争就成为人们研究的热点，并提出了不同的学术观点，如孙一奎认为三焦为肾间原气之使（《医旨绪余》），陈无择认为三焦为"右肾下有脂膜如手大"（《三因极一病证方论》），虞抟则提出腔子说（《医学正传》），张介宾则谓三焦"盖即脏腑之外，躯体之内，包罗诸脏，一腔之大腑也"（《类经·藏象类》）。此外唐容川还提出油膜说（《血证论》），张锡纯称其为网油（《医学衷中参西录》），章太炎则认为三焦即人体淋巴系统（《章太炎论医集》）等，历代医家各陈己见，迄今尚未有定论。本篇所论三焦，宗《内经》之原旨而又不悖《难经》之本意，认为三焦有其名而无其形，但又分为上、中、下三部位。

对三焦之功能，《内经》谓其为决渎之官、中渎之腑，主司水道。本篇则谓其"总领五脏六腑、荣卫经络、内外左右上下之气"，并明确指出"三焦通，则内外左右上下皆通也。其于周身灌体，和内调外，荣左养右，导上宣下，莫大于此"，故号称中清之腑、孤独之腑、玉海、水道等。这一认识，补充了《内经》关于三焦的相关理论，使三焦之名称与功能得以较合理而全面的统一。

【原文】又，上焦实热，则额汗出而身无汗，能食而气不利[1]，舌干口焦咽闭之类，腹胀，时时胁肋痛也；寒则不入食，吐[2]酸水，胸背引痛，嗌干，津不纳[3]也；实则食已[4]还出，膨膨然不乐[5]；虚则不能制下，遗便溺而头面肿也。

中焦实热，则上下不通，腹胀而喘咳，下气不止[6]，上气不下，关格[7]而不通也；寒则下痢不止，食饮[8]不消而中满也；虚则肠鸣鼓胀也。

下焦实热，则小便不通而大便难，苦重痛也；虚寒则大小便泄下而不止。

【注释】

[1] 气不利：中焦气机不利，表现出脘腹胀满痞塞等症状。

[2] 吐：瓒本此下有"呕"字。

[3] 津不纳：津液不能纳藏。

[4] 食已：宽保本此下有"虚虚"二字。可参。

[5] 膨膨然不乐：腹部鼓胀不舒适。

[6] 止：瓒本作"上"，可从，依下文语例亦当如此。

[7] 关格：指上不得入而呕吐，下不得通而大小便秘结。《医贯》卷五："关者下不得出也，格者上不得入也。"

[8] 饮：瓒本有小注云："一作物。"

【语译】上焦实热，则额上出汗但身上无汗，能食但感到气胀脘闷不舒、舌干口焦、咽中闭塞等，还有腹胀、胁肋时时疼痛。上焦寒则不能进食，呕吐酸水，胸与背相互牵引作痛、咽干，这是由于津液不能纳藏所致；上焦实则食入即吐，腹部鼓胀不舒适；上焦虚就不能制约下焦，出现大小便自遗而头面肿胀的症状。

中焦实热，则上下气机不通，腹胀而气喘咳嗽，这是下气不能上，上气不能下，上下闭阻格拒而致气机不相通

也；中焦寒则下痢不止，饮食不能消化而致中焦胀满；中焦虚则肠鸣，腹部鼓胀。

下焦实热，则小便不通，大便困难，且便时后重而且疼痛；下焦虚寒则大小便泄利而不止。

【导读】 本段论述了上焦、中焦、下焦诸证脉候。上焦如雾，中焦如沤，下焦如渎，三焦部位不同，包含的脏腑各异，故功能不同，临床表现不一，为后世临床三焦辨证论治奠定了基础。同时，人是一个有机的整体，三者之间又往往相互影响，故云"虚则不能制下"，强调三焦之间的相互作用。

【原文】 三焦之气和则内外和，逆则内外逆。故云：三焦者，人之三元之气也，宜修养矣！

【语译】 三焦之气调和就使内外调和，三焦之气逆乱就导致内外逆乱。所以说：三焦是人身的三元之气，应当修治滋养。

【导读】 本段总结归纳了三焦的重要作用，与首段前后呼应，再一次强调三焦在人体中的重要性，告诫人们应当修治调养。

论痹第三十三

本篇为本书论病之始，亦为诸痹第一论，总述痹之病因、病名及其证候，故题曰"论痹"。

【原文】 痹者，风寒暑湿之气中于人脏腑之为也。入腑则病浅易治，入脏则病深难治。而有风痹[1]，有寒痹[2]，有湿痹[3]，有热痹[4]，有气痹[5]，又有筋、骨、血、肉、气之五痹[6]也。大凡风寒暑湿之邪入于肝则名筋痹[7]，入于肾则名骨痹[8]，入于心则名血痹[9]，入于脾则名肉痹[10]，入于肺则名气痹。感病则同，其治乃异。

【注释】

[1] 风痹：病证名。痹证类型之一，又称为"行痹"，是指以肢节酸痛、游走无定处为特点的痹证。多因风邪偏胜所致，故《素问·痹论篇》云："其风气胜者为行痹。"

[2] 寒痹：病证名。痹证类型之一，又称为"痛痹"，是指以疼痛剧烈、痛有定处为特点的痹证。多因寒邪偏胜所致，故《素问·痹论篇》云："寒气胜者为痛痹。"

[3] 湿痹：病证名。痹证类型之一，又称为"着痹""著痹"，是指以痛处重滞固定，或顽麻不仁为特点的痹证。多因湿邪偏胜所致，故《素

问·痹论篇》云："湿气胜者为著痹也。"

[4] 热痹：病证名。痹证类型之一，是以关节红肿热痛为特征的痹证。多因热毒流注关节，或内有蕴热，复感风寒湿邪，与热相搏而致。

[5] 气痹：病证名。痹证类型之一，临床表现为胸腹痹而不能食、腰脚重而不能行、肢体麻木不仁、偏瘫等。多由情志刺激等因素引发。

[6] 五痹：五体痹，是筋痹、骨痹、血痹、肉痹、气痹的总称。

[7] 筋痹：病证名。属于五体痹之一，是指以筋的症状为主的痹证。临床表现为筋脉拘急，关节疼痛而难以伸张。多因风寒湿邪气侵于筋所致。

[8] 骨痹：病证名。属于五体痹之一，临床表现为肢体沉重、关节剧痛，甚至发生肢体拘挛屈曲，或强直畸形。多因六淫之邪侵扰人体筋骨关节，闭阻经脉气血而致。

[9] 血痹：病证名。痹证类型之一，临床表

现为肢体麻木不仁，或肢节疼痛。血痹是邪入血分而成的痹证，多由气血虚弱，当风睡卧，或因劳汗出，风邪乘虚侵入，使血气闭阻不通所致。

[10] 肉痹：病证名。属于五体痹之一，临床表现为虽能饮食而四肢肌肉疼痛，活动迟钝，不能收持。多由饮食不节，膏粱肥美伤脾所致。

【语译】痹证，是由于风寒暑湿之气侵犯脏腑而引发的。侵犯六腑，则病浅易治，侵犯五脏，则病深难治。痹证有风痹、寒痹、湿痹、热痹、气痹的区别，又有筋痹、骨痹、血痹、肉痹、气痹五体痹之称。大凡风寒暑湿之邪侵犯于肝所致则名筋痹，侵犯于肾所致则名骨痹，侵犯于心所致则名血痹，侵犯于脾所致则名肉痹，侵犯于肺所致则名气痹。虽然感邪相同，但治法各异。

【导读】本段主要论述了痹证发生的病因、病机、分类、诊治及其预后。《素问·痹论篇》曰："风寒湿三气杂至，合而为痹也。"认为痹证泛指感受风寒湿等邪气，导致经络闭阻、营卫凝涩、脏腑气血运行不畅，引起以肢体关节疼痛酸楚、麻木沉重以及脏腑功能障碍、气机升降出入阻滞为特点的一类病证。本论在《内经》基础上进一步引申发挥，指出其病因为风寒暑湿之邪，病机是由于风寒暑湿之气侵入脏腑所得。对于其分类，根据病因，可分为风痹、寒痹、湿痹、热痹等。根据痹证发生的部位，则可分为筋痹、骨痹、肉痹等。提出了"感病则同，其治乃异"的诊治原则，并认为其预后与病位有关，"入腑则病浅易治，入脏则病深难治"，进一步补充了《素问·痹论篇》"其风气胜者，其人易已也""其入藏者死，其留连筋骨间者疼久，其留皮肤间者易已"判断预后的法则。

【原文】痹者，闭也。五脏六腑感于邪气，乱于真气[1]，闭而不仁，故曰痹病。或痛或痒，或淋[2]，或急，或缓而不能收持，或拳[3]而不能舒张，或行立艰难，或言语謇涩，或半身不遂，或四肢拳缩，或口眼偏邪[4]，或手足欹[5]侧，或能行步而不能言语，或能言语而[6]不能行步，或左偏枯[7]，或右壅滞，或上不通于下，或下不通于上，或大腑闭塞—作小便秘涩，或左右

手疼痛，或得疾而即死，或感邪而未亡，或喘满而不寐，或昏冒而不醒，种种诸证，皆出于痹也。

痹者，风寒暑湿之气中于人，则使之然也。其于脉候、形证、治疗之法，亦各不同焉。

【注释】

[1] 真气：先天真元之气。

[2] 淋：瓒本做"麻"，可参。

[3] 拳：拳曲，蜷缩。

[4] 邪：同"斜"。

[5] 攲（qī 期）：倾斜。

[6] 而：孙本作"或"，据医统本、周本改。

[7] 偏枯：由营卫俱虚，真气不能充于全身，邪气侵袭于半身偏虚之处，所致一侧上下肢体偏废不用之证。又名偏风，亦称半身不遂。

【导读】本段论述了痹证的病因病机、临床表现及其诊治。

【语译】痹者，闭塞之意。五脏六腑感受邪气，使真气逆乱，闭塞不通，从而导致肢体麻木不仁，故称之为痹证。痹证有的痛，有的痒，有的小便淋沥，有的大便急迫，有的四肢弛缓不能收持，有的蜷缩拘急不能舒张，有的行走站立艰难，有的语言謇涩不流利，有的半身不遂，有的四肢拳曲，有的口眼歪斜，有的手足倾斜，有的能走路不能言语，有的能言语不能走路，有的左侧偏枯，有的右侧壅滞，有的上不通于下，有的下不通于上，有的大腑闭塞，有的左右手疼痛，有的得病即死，有的感邪却没有死亡，有的喘促胸闷而失眠，有的昏昏沉沉而不醒，以上各种症状，都是痹证的表现。

痹证，是由于风寒暑湿之邪侵袭人体而得。其脉象、证候及治法，也都各不相同。

论气痹第三十四

本篇论述了气痹的病因病机与证候，故题曰"论气痹"。

【原文】气痹者，愁忧思喜怒过多，则气结于上，久而不消则伤肺，肺伤[1]则生气[2]渐衰，而邪气愈胜。

【注释】

[1] 肺伤：宽保本作"伤气"，可参。

[2] 生气：指人体之正气。

【语译】气痹者，多因愁忧思喜怒过度，气机郁结于上，日久而不能消散，损伤于肺，肺受损失则人体正气渐渐虚衰，而邪气越来越胜。

【导读】本段论述了气痹的病因病机，其病机是"气结于上，久而不消则伤肺"。气机郁结，消散人体正气所致。正如《素问·举痛论篇》所云："百病皆生于气也，怒则气上，喜则气缓，悲则气消，恐则气下……思则气结。"七情内伤，常影响人体气的运行，导致气机失调而为痹。认为气痹的病因是"愁忧思喜怒过多"，因此气痹的发生多是由于七情内伤，气机郁结，消散人体正气所致。

【原文】留于上，则胸腹痹[1]而不能食；注于下，则腰脚重而不能行；攻于左，则左不遂；冲于右，则右不仁[2]；贯于舌，则不能言；遗于肠中，则不能溺。壅而不散则痛，流而不聚则麻。真经既损，难以医治；邪气不胜，易为痊愈。其脉，右手寸口沉而迟涩者是也。宜节忧思以养气，慎[3]一作绝喜怒以全真，此最为良法也。

【注释】

[1] 胸腹痹：指胸腹气机不畅，郁闭不通。

[2] 不仁：麻木失去知觉。

【导读】本段论述了气痹的证候。气痹是由情志刺激导致气机不畅所引起的痹证。气郁滞于不同部位，则临床表现不同。同时指出气痹的脉象为右手寸口沉而迟涩，临床防治气痹的最好方法是节忧思、慎喜怒。

[3] 慎：孙本作"孝宗庙讳"，今恢复本字。

【语译】气留于上，则胸腹气机闭塞而不能进食；气注于下，则腰脚沉重而不能行走；气攻于左，则左侧肢体行动不便；气冲于右，则右侧肢体麻木不仁；气贯行于舌，则不能言语；气遗留于肠，则不能小便。气壅滞而不散则疼痛，气流窜而不聚则麻木。真气经络损伤，则难以医治；若邪气不盛，就容易痊愈。气痹的脉象一般是右手寸口沉而迟涩。应节制忧思来养正气，戒喜怒来保全真气，这是最好的预防方法。

论血痹第三十五

本篇论述了血痹的病因病机与证候，故题曰"论血痹"。

【原文】血痹者，饮酒过多，怀[1]热太盛。或寒折[2]于经络，或湿犯于荣卫，因而血抟[3]，遂成其咎[4]。故使人血不能荣于外，气不能养于内，内外已失，渐渐消削。

【注释】

[1] 怀：胸部，体内。

[2] 折：损伤。

[3] 血抟：血与邪气相互结聚。

[4] 咎：灾祸，灾殃。此指血痹之病。

【语译】血痹是由于饮酒过多，内热太盛所致。或寒邪损伤经络，或湿邪侵犯荣卫，导致血与邪气相互结聚，从而发病。若人的血不能荣养于外，气不能营养于内，内外气血脱失，则肌肉渐渐瘦削。

【导读】本段论述了血痹的病因病机。"血痹"之名，始出于《灵枢·九针论》，其云："邪入于阴，则为血痹。"认为邪入阴分，血脉凝涩不通，故为血痹。

【原文】左先枯，则右不能举；右先枯，则左不能伸；上先枯，则上不能制于下；下先枯，则下不能克于上；中先枯，则中[1]不能通疏。

百证千状，皆失血也。其脉，左手寸口脉结[2]而不流利，或如断绝者是也。

【注释】

[1] 中：原脱，据上下文增补。

[2] 脉结：即结脉，脉象名。指脉来迟缓，时而一止，止无定数为特征的脉象。多主阴寒气结、寒痰血瘀、癥瘕积聚等病证。

【语译】左边气血先枯，则右边不能抬举；右边气血先枯，则左边不能伸展；上部气血先枯，则上部不能控制下部；下部气血先枯，则下部不能克制上部；中间气血先枯，则中部气血不能流通输布。千百种症状都是由于失血引起。患者脉象为左手寸口脉来结而不流利，或者好像断绝的一样。

【导读】本段论述了血痹的临床证候特点。原文列举了血痹的各种情形，并指出“百证千状，皆失血也”，进一步强调血痹的发生，是由于气血不足，营卫亏虚，失于荣养所致。对其临床表现，《金匮要略·血痹虚劳病脉证并治》云：“血痹阴阳俱微，寸口关上微，尺中小紧，外证身体不仁，如风痹状。”本论也指出：“其脉，左手寸口脉结而不流利，或如断绝者是也。”可见，血痹病临床症状常表现为肢体局部肌肤麻木不仁，轻则寸口脉关上微，尺中小紧，重则可见寸口脉来结而不流利，或如断绝一样。其临床症状“如风痹状”，说明血痹与风痹有类似之处，即除肢体麻木不仁外，尚可见肢体疼痛或酸痛，但临床当注意鉴别二者。血痹者以营卫气血不足为主，外受邪气为次，是正虚为患，症状以肢体局部麻木不仁为主兼有疼痛感，临床治疗以扶正为主；风痹者多以感受风邪为主，是邪实为患，症状以全身游走性疼痛为主，临床治疗以祛邪为主。

论肉痹第三十六

本篇论述了肉痹的病因病机、临床证候与防治原则，故题曰“论肉痹”。

【原文】肉痹者，饮食不节，膏梁肥美之所为也。脾者肉之本，脾气已失[1]则肉不荣，肉不荣则肌肤不滑泽，肌肉[2]不滑泽则腠理[3]疏，则风寒暑湿之邪易为入，故久不治则为肉痹也。

【注释】

[1] 脾气已失：指脾气被消耗。

[2] 肉：据上下文例，疑为“肤”之误字。

[3] 腠理：泛指皮肤、肌肉、脏腑之间的纹理。分皮腠、肌腠、粗理、细理、小理、膲理等。腠理是渗泄体液，流通气血的门户，有抗御外邪内侵的功能。

【语译】肉痹是由于饮食不节，嗜食肥甘厚味所引起的。脾为肌肉之本，脾气被消耗则不能荣养肌肉，肌肉不荣养则肌肤不润泽，肌肤不润泽则腠理疏松，风寒暑湿等外邪容易侵入，故日久不愈，则引发为肉痹。

【导读】本段论述了肉痹的病因病机。肉痹也称为肌痹，是风寒湿邪引起的以肌肤顽麻疼痛为特征的一种痹证。关于其病因病机，《内经》亦多有论述，如《素问·痹论篇》云："以至阴遇此者为肌痹。"认为在长夏季节感受风寒湿之邪所得的痹证为肌痹。《素问·长刺节论篇》云："病在肌肤，肌肤尽痛，名曰肌痹，伤于寒湿。"亦认为肌痹与感受寒湿之邪有关。《素问·四时刺逆从论篇》则云："太阴有余，病肉痹，寒中；不足病脾痹。"认为太阴之气太过，则病发为肉痹、寒中。可见，《内经》认为肉痹的发生在外与感受风寒湿之邪密切相关，在内则与太阴脾有关。本篇继承《内经》经旨，进一步阐述了肉痹的病因病机，认为"脾者肉之本"，若饮食不节，损伤脾胃，脾失健运，气血乏源，肌肤失养，腠理疏松，风寒暑湿之邪乘虚而入，则导致肉痹的发生。本论所述之外邪为"风寒暑湿"，较之《素问·痹论篇》"风寒湿三气杂至，合而为痹"之理论多一"暑"邪，可见本书认为"暑热"之邪亦可致痹。盖因热可灼伤津血，使血枯肌削而为病，而血枯肌削，肌肤失养则腠理疏松，又易招致风寒湿之邪侵袭。由此可见，六淫之邪皆可致痹。

【原文】肉痹之状，其先能食而不能充悦[1]，四肢缓而不收持者是也。其右关脉举按皆无力，而往来涩者是也。宜节饮食以调其脏，常起居[2]以安其脾，然后依经补泻，以求其愈尔。

【注释】

[1] 充悦：充养润泽。

[2] 常起居：即起居有常，主要是指起卧作息和日常生活的各个方面有一定的规律并合乎自然界和人体的生理常度。《素问·上古天真论篇》："饮食有节，起居有常，不妄作劳，故能形与神俱，而尽终其天年，度百岁乃去。"

【语译】肉痹的症状，起初是能够饮食，但食后不能充养四肢肌肉，以致四肢渐渐弛缓而不能收持。其脉象是右关脉轻取重按均无力，且往来涩滞不流利。肉痹患者宜节制饮食，来调养脾脏；规律作息，以安和脾气，然后循经取穴，或补或泻，从而使得其被治愈。

【导读】本段论述了肉痹的临床症状特点及防治原则。

论筋痹第三十七

本篇论述了筋痹的病因病机、临床证候与治疗法则，故题曰"论筋痹"。

【原文】筋痹者，由怒叫无时[1]，行步奔急，淫邪伤肝，肝失其气，因而寒热所客，久而不去，流入筋会[2]，则使人筋急而不能行步舒缓也，故曰筋痹。

【注释】

[1] 怒叫无时：即愤怒无常。

[2] 筋会：穴位名，即阳陵泉穴，为八会穴之一，是筋所会聚的地方。《难经·四十五难》曰："筋会阳陵泉。"

【语译】 筋痹是由于愤怒无常，快速剧烈行走奔跑，淫乱邪气伤肝，肝气失养所致，寒热邪气侵犯，病邪日久不去，流入筋脉会聚之处之阳陵泉穴，使人筋脉拘急，行步不能舒缓自如，所以称作筋痹。

【导读】 本段论述了筋痹的病因病机及临床证候。筋痹之名，首见于《素问·痹论篇》，其云："以春遇此者为筋痹。"认为春季感受风寒湿之邪所得的痹证为筋痹。《素问·四时刺逆从论篇》云："少阳有余，病筋痹。"认为筋痹的发生与少阳之气太过有关。本篇继承《内经》经旨，又有所发挥，认为七情、劳伤、寒热等，均是导致筋痹发生的原因。《素问·痿论篇》云："肝主身之筋膜。"若愤怒无常则伤肝，行步奔急则伤筋，若肝受其伤，寒热之邪乘虚流入筋会，则导致筋痹的发生。同时指出其主要临床表现为"筋急而不能行步舒缓"，正如《素问·长刺节论篇》所云："病在筋，筋挛节痛，不可以行，名曰筋痹。"

【原文】 宜活血以补肝，温气以养肾，然后服饵汤丸。治得其宜，即疾瘳[1]已，不然则害人矣。其脉，左关中弦急而数，浮沉有力者是也。

【注释】

[1] 瘳（chōu 抽）：指疾病痊愈。《素问·痹论篇》云："五脏有俞，六腑有合，循脉之

分，各有所发，各随其过，则病瘳也。"

【语译】 治疗时宜用活血法来补肝，温气法来养肾，然后服汤药或丸药。如果治法得当，筋痹可以痊愈，否则就会伤害人体。筋痹的脉象，左关中弦急而数，轻取重按都有力。

【导读】 本段论述了筋痹的治法及脉象，提出筋痹的治疗应从肝肾入手，盖肾藏精养骨，肝藏血养筋，筋痹的发生多位于筋骨关节等部位，因此原文强调筋痹治疗"宜活血以补肝，温气以养肾"，肝肾精血充足，筋骨得养，则病痊愈。后世医家，常常应用地黄、白芍、补骨脂、骨碎补、杜仲、牛膝、川断、菟丝子、巴戟天等调补肝肾，配以活血祛风、利湿散寒之药治疗痹痛，盖得益于此。

论骨痹第三十八

本篇论述了骨痹的病因、病机、证候，故题曰"论骨痹"。

【原文】 骨痹者，乃嗜欲[1]不节，伤于肾也。

【注释】

[1] 嗜欲：嗜好欲望。《素问·上古天真论

篇》："是以嗜欲不能劳其目，淫邪不能惑其心。"《素问·汤液醪醴论篇》："嗜欲无穷，而忧患不止。"

【语译】骨痹是由于嗜好欲望过多，房事不节，损伤肾气所致。

【导读】本段论述了骨痹的病因。骨痹，属五体痹之一，多发于冬季，症以沉重为特征。《素问·痹论篇》："以冬遇此者为骨痹……痹在于骨则重。"《素问·逆调论篇》："病名曰骨痹，是人当挛节也。"骨痹临床常以身寒至骨，汤火不能热，厚衣不能温，关节拘挛为特征。其发病原因多因纵欲过度，肾虚髓枯，骨不能满所致。

【原文】肾气内消[1]，则不能关禁[2]；不能关禁，则中上[3]俱乱；中上俱乱，则三焦之气痞[4]而不通；三焦痞，而饮食不糟粕[5]；饮食不糟粕，则精气日衰；精气日衰，则邪气安入；邪气安入，则上冲心舌。上冲心舌则为不语，中犯脾胃则为不充，下流腰膝则为不遂，傍攻四肢则为不仁。

寒在中则脉迟，热在中则脉数；风在中则脉浮，湿在中则脉濡，虚在中则脉滑。其证不一，要在详明。治疗之[6]法，列于后章。

【注释】

[1] 肾气内消：指肾气因房劳过度而消耗。

[2] 不能关禁：指肾气亏虚，固摄无权，导致精气、二便等不能封藏。

[3] 中上：指中、上二焦。

[4] 痞：气机阻塞不畅。

[5] 不糟粕：犹言不别糟粕，即不能消化吸收。

[6] 之：孙本无，据医统本补。

【语译】肾气消耗，则不能固摄封藏；不能固摄封藏，则中、上二焦之心脾气机就会逆乱；心脾气机逆乱，则三焦的气机就会痞满不通；三焦痞塞，饮食就不能消化；饮食不能消化，则精气日渐衰败；精气日渐衰败，则邪气就会肆意侵入；邪气肆意侵入，就会上冲到心舌。上冲心舌就不能言语，中犯脾胃就不能充养机体，下注腰膝就会行动不便，旁侵四肢就会麻木不仁。

寒邪侵犯骨则脉迟，热邪侵犯骨则脉数，风邪侵犯骨则脉浮，湿邪侵犯骨则脉濡，虚邪侵犯骨则脉滑。各种邪气引发的证候不同，关键在于详察明辨。治疗的方法，列在后面篇章。

【导读】本段论述了骨痹的病机及其脉象。骨痹的发生，常常是内外因相互作用所致。内因为纵欲过度，肾气消耗，不能固摄封藏，影响中、上二焦的功能，最终导致三焦气机逆乱，饮食消化失常，精气化生无源，肾虚髓枯，骨不能满；外因为风寒湿热等邪气乘虚侵入，最终导致骨痹的发生。肾虚是本病发生的关键，外感六淫之邪是其重要的致病因素。患者外感之邪不同，证候表现各异，临床应详察明辨，辨证施治。

论治中风偏枯之法第三十九

本篇论述了中风偏枯的病机、证候及治法，尤其着重论述了中风偏枯之治法，故题曰"论治中风偏枯之法"。

【原文】人病中风偏枯[1]，其脉数，而面干黑黧[2]，手足不遂，语言謇涩。治之奈何？在上则吐之，在中则泻之，在下则补之，在外则发之，在内则温之、按之、熨之也。

吐，谓出其涎也；泻，谓通其塞也；补，谓益其不足也；发，谓发其汗也；温，谓驱其湿也；按，谓散其气也；熨，谓助其阳也。

【注释】

[1] 偏枯：由营卫俱虚，真气不能充于全身，邪气侵袭于半身偏虚之处所致的某一侧上、下肢偏废不用之证。又名偏风，亦称半身不遂。

其证或兼疼痛，久则患肢肌肉枯瘦。

[2] 黧：形声字，从黑，黎省声。《广韵·齐韵》："黧，黑而黄也。"指颜色黑中带黄。

【语译】人得了中风偏枯，则脉数、面色干枯黧黑、手足活动不便、语言謇涩不流利。如何治疗呢？病在上则用吐法，在中则用泻法，在下则用补法，在外则用汗法，在内则用温法、按法、熨法等。

吐，指使痰涎排出；泻，指疏通壅塞；补，指补其不足；发，指发汗散邪；温，指温阳祛湿；按，指散气行血；熨，指助益阳气。

【导读】中风偏枯也称半身不遂，其主要症状是身体一侧肢体行动不利。其发病多因脾肾气血亏虚，外邪内干，致使虚邪、痰火、瘀血等邪气阻塞经络，营卫气血运行不通，肌肉、筋膜等失养导致。正如《灵枢·刺节真邪》所云："虚邪偏客于身半，其入深，内居荣卫，荣卫稍衰，则真气去，邪气独留，发为偏枯。"对于其治疗，《灵枢·热病》提出"偏枯，身偏不用而痛……巨针取之，益其不足，损其有余，及可复也"。可以看出"益其不足"是谓其正气不足，"损其有余"乃强调邪气有余，即在平调阴阳，畅达气血的常用原则下，施以补虚泻实的不同针刺手法，从而达到从阴引阳，从阳引阴，以左治右，以右治左，使气血调畅，肢体得养而病得愈的目的。《灵枢》详于针而略于方药，虽未能留下具体的治疗方药，但其论述为后世组方立法确定了原则。本论在《内经》基础上，提出了病位不同，应分别运用吐、泻、补、发、温、按、熨等方法治疗，为后世中风偏枯的辨证治疗奠定了良好的基础。

【原文】治之各合其宜，安可一揆[1]？在求其本。脉浮则发之，脉滑则吐之，脉伏而涩则泻之，脉紧则温之，脉迟则熨之，脉闭则按之。要察其可否，故不可一揆而治者也。

【注释】

[1] 一揆（kuí 葵）：同一种方法。揆，理也。

【语译】治疗的方法应与脉候相对应，怎能采取同一方法呢？终究要从根本上进行论治。脉浮则发汗，脉滑则催吐，脉伏而涩则泻下，脉紧则温养，脉迟则用熨法，脉结则用按法。要观察脉候与治法是否合宜，所以不能采用同一治法。

【导读】本段进一步论述凭脉论治中风偏枯的大法。提出治法应因部位、脉象而异。强调临床治疗中风偏枯应各合其宜，不可一揆而治。遵循的基本原则是"在求其本"，充分体现了辨证论治、治病求本的治疗法度。

论五疔状候第四十

本篇论述了白疔、赤疔、黄疔、黑疔、青疔五种疔的名称、病因、病机、证候及预后，故题曰"论五疔状候"。

【原文】五疔[1]者，皆由喜怒忧思，冲寒冒热[2]，恣饮醇酒，多嗜甘肥，毒鱼酢[2]酱，色欲过度之所为也。畜[3]其毒邪，浸渍脏腑，久不摅[4]散，始变为疔。其名有五，一曰白疔，二曰赤疔，三曰黄疔，四曰黑疔，五曰青疔。

【注释】

[1] 疔：病名，即疔疮。一般发于颜面及手足等部位，根深形小，其状如钉，故名。

[2] 冲寒冒热：触冒寒热之邪。

[3] 酢（cù 促）：同醋。

[4] 畜（xù 续）：积也，聚也。

[5] 摅（shū 输）：抒发。《广雅·释诂四》："摅，抒也。"

【语译】五疔都是由于喜怒忧思太过，触冒寒热之邪，恣意纵情饮酒，嗜食肥甘厚味，毒鱼醋酱，或者房劳过度所致。这些毒邪蓄积，渐渐侵犯脏腑，不能消散，开始变成疔疮。其名有五种：第一种称白疔，第二种称赤疔，第三种称黄疔，第四种称黑疔，第五种称青疔。

【导读】本段论述了五疔之病因及病名。疔之名由来已久，《素问·生气通天论篇》载："高粱之变，足生大疔。"是"疔"的最早记载。五疔为五种疔疮的合称，历代医家有以色分者，有以形分者，有以脏腑命名者，各有不同。

【原文】白疔者，起于右鼻下，初起如粟米，根赤头白，或顽麻[1]，或痛痒，使人憎寒[2]、头重，状若伤寒，不欲食，胸膈闷，喘促昏冒[3]者死，未者可治。此疾不过五日，祸必至矣，宜急治之。

赤疔在舌下，根头俱赤。发痛，舌本硬，不能言，多惊，烦闷，恍惚，多渴，引—作饮水不休，小便不通。发狂者死，未者可治。此不过七日，祸必至也，不可治矣。大人小儿皆能患也。

黄疔者，起于唇齿龈边，其色黄，中有黄水。发则令人多—作能食而还—作复出，手足麻木，涎出不止，腹胀而烦，多睡不寐[4]者死也，未者可治。

黑疔者，起于耳前，状如瘢痕，其色黑，长减不定。使人牙关急，腰脊脚膝不仁，不然即痛，亦不出三岁[5]，祸必至矣，不可治也。此由肾气渐绝故也，宜慎欲事。

青疔者，起于目下，始如瘤瘢，其色青，硬如石，使人目昏昏然无所见，多恐，悸惕[6]，睡不安宁，久不已，则令人目盲，或脱精[7]，有此则不出一年，祸必至矣。

【注释】

[1] 顽麻：顽，迟钝；麻，麻木。

[2] 憎寒：是一种外有寒战，内有烦热的症状。多由于热邪内伏，阳气被阻，不能透达所致。

[3] 昏冒：即昏愦不醒。

[4] 寐：瓒本作"寤"，可从。

[5] 岁：宽保本此下有"死"字。

[6] 悸惕：心慌惊惕不安。

[7] 脱精：病证名。唐代孙思邈《华佗神医秘传·华佗内科秘传·华佗治脱精神方》："男女交感乐极，一时精脱，不能制止。"指性交时暴发脱厥，多因房劳过度，复又交合，淫欲

无度，以竭其精，阴不敛阳，虚阳外脱所致。症见性交时突然晕厥，四肢厥冷，大汗淋漓，男子精流不止，女子淫液淋淋。一说"精"疑为"睛"字之误。

【语译】白疔，起于右鼻下，开始好像粟米粒一样，根部发红，上有白头，皮肤麻木，或者又痛又痒，使人恶寒头沉，好像得了伤寒一样，不思饮食，胸膈胀闷，呼吸气喘急促，昏沉不醒的，主死，没有这些症状的可以医治好。这个病不超过五天，灾祸就会降临，所以应当尽快治疗。

赤疔在舌下，根部、头部都发红。发作时疼痛，舌体强硬，不能说话，多心惊，烦闷，神情恍惚，常感口渴，饮水不止，小便不通。发狂的，主死，没有这些症状的可以医治好。这个病不超过七天，灾祸就会降临，不可治疗了。大人小儿都能患这种病。

黄疔，起于唇齿牙龈边，色黄，中间有黄水。发病时患者常进食很多但随即呕出、手脚麻木、流涎不止、腹胀心烦、嗜睡不醒者，主死，没有这些症状的可以医治。

黑疔，起于耳前，形状像瘢痕，色黑，大小不一，使人牙关拘急，腰、脊、脚、膝麻木不仁，否则就会作痛。此病也是不超过三年，灾祸就会降临，不可治疗了。这都是由于肾气逐渐衰竭所致，宜节制房事。

青疔，起于目下，开始像瘤子瘢痕，色青，坚硬如石，使人眼睛发昏视物不清，多恐惧、心悸、惊惕不安，睡觉不安宁，日久不愈，则令人眼盲，或精气衰败，有这种情况的话，不到一年，灾祸就会降临。

【导读】本段论述了五疔之证候。这里疔是代表体表的一切疮疡，并非完全指现代的"疔疮"。本段始将面部疮疡定名为疔，说明五疔应五窍，并首次提出发生于颜面部的疔疮具有很大的危险性，指出了可治与不可治的症状及护理的注意事项。

【原文】白疔者，其根在肺；赤疔者，其根在心；黄疔者，其根在脾；黑疔者，其根在肾；青疔者，其根在肝。五疔之候一作疾，最为巨疾[1]一作病，不可不察也。治疗之法，一一如下[2]陆本有方八道在此后，印本无之，今附下卷之末。

【注释】

[1] 巨疾：此处指比较危重的证候。

[2] 一一如下：此下脱治五疔方。据原注

所云，附方为下卷末之"治白疔憎寒喘急昏冒方、取白疔方、治赤疔方、取赤疔方、治黄疔方、取黄疔方、治黑疔方、治青疔方"八方。

【语译】白疔，根本在肺；赤疔，根本在心；黄疔，根本在脾；黑疔，根本在肾；青疔，根本在肝。五疔之证候，最为严重，不可不仔细观察。治疗方法，悉如下方所示。

【导读】本段论述了五疔与五脏之间的关系。疔疮是中医外科特有的病名，此证随处可生，但多发于颜面和手足等处。发于颜面的疔疮，常易发生走黄而危及生命；发于手足的疔疮，则易损筋伤骨影响功能，所以疔是一种发病迅速而危险性较大的疾病。故本段提出，五疔各应五脏，"五疔之候，最为巨疾"，此病如处理不当，容易导致生命危险。

论痈疽疮肿第四十一

本篇为痈疽疮肿专论，阐述了痈疽疮肿的病因病机、证候及预后，故题曰"论痈疽疮肿"。

【原文】夫痈[1]疽[2]疮肿之所作也，皆五脏六腑畜毒不流则生本作皆有矣，非独因荣卫壅塞而发者也。

其行也有处[3]，其主也有归[4]。假令发于喉舌者，心之毒也；发于皮毛者，肺之毒也[5]；发于肌肉者，脾之毒也；发于骨髓者，肾之毒也；

缺肝毒发于下者，阴中之毒也；发于上者，阳中之毒也；发于外者，六腑之毒也；发于内者，五脏之毒也。

故内曰坏，外曰溃，上曰从，下曰逆。发于上者得之速，发于下者得之缓，感于六腑则易治，感于五脏则难瘳[6]也。

【注释】

[1] 痈：一为病名。泛指属于阳证的外科疮疡疾患。一般病变部位红肿焮热疼痛，表皮薄而光泽，范围较大，较浅、溃后易收口，不易内陷，不伤五脏精血，预后较好。《灵枢·痈疽》："痈者，其皮上薄以泽。"二为症状名，即肿大。《灵枢·痈疽》："其状大痈。"《说文解字·疒部》："痈，肿也。"

[2] 疽：凡疮疡表现为漫肿平塌，皮色不变，不热少痛，未成脓难消，已成脓难溃，脓水清稀，破后难敛的，都称为"疽"。其证可因感受外邪，邪气郁于肌肉筋骨之间，气血凝滞；或因情志内伤，气血失调；或因恣食炙煿肥腻，痰凝湿滞等因素而致。

[3] 处：处所，部位。

[4] 归：归属。

[5] 肺之毒也：据瓒本、医统本、宽保本补，依上下文义亦当如此。

[6] 瘳：病愈。

【语译】 痈疽疮肿的发病，大都由于毒气蓄积于五脏六腑不散所导致，并不都是因为荣卫壅塞所致。

痈疽疮肿的发作有一定的部位，不同部位的痈疽疮肿其主宰归属不同。如果发于喉舌的，为心之毒；发于皮毛的，是肺之毒；发于肌肉的，为脾之毒；发于骨髓的，为肾之毒；发于下部的，属阴中之毒；发于上部的，属阳中之毒；发于外的，是六腑之毒；发于内的，是五脏之毒。

所以，痈疽疮肿发生在体内就表现为腐坏，发生在体表就表现为溃败，发生在上部表现为顺证，发生在下部表现为逆证。发于上部的得病迅速，发于下部的得病缓慢，六腑感邪较易治，五脏感邪较难治。

【导读】 本段论述了痈疽疮肿的发病部位及与脏腑内外的关系。痈疽所指范围很广，是外科常见病。大抵局部红肿热痛、脓黄稠者为阳，为痈；肿痛而不红不热、脓色淡黄或清稀者为阴，为疽。痈疽发病多因局部气血壅滞，营卫稽留所致。而本论则明确指出"皆五脏六腑畜毒不流则生矣，非独因荣卫壅塞而发者也"，认为痈疽疮肿的发生与脏腑毒邪蓄积亦密切相关，并按心、肺、脾、肾、上、下、内、外依次论述其证候及顺逆变化，为后世论治痈疽疮肿奠定了基础。

【原文】 又，近骨者多冷，近虚[1]者多热。近骨者，久不愈，则化血成蛊[2]；近虚[1]者久不愈，则传气成漏[3]。成蛊则多痒而少痛，或先痒后痛；成漏则多痛而少痒，或不痛，或不痒。内虚外实者，多痒而少痛；外虚内实者，多痛而少痒。血不止者，则多死；脓疾溃者，则多生。或吐逆无度，饮食不时，皆痈疽之使然也。

种候万一[4]一作多，端要[5]凭详[65]。治疗之法，列在后篇。

【注释】

[1] 虚：疑为"肤"字之误。

[2] 蛊（gǔ）：腹中的虫子。《说文解字·虫部》："蛊，腹中虫也。春秋传曰：皿虫为蛊，晦淫之所生也。"

[3] 漏：即瘘，病名，因痈疽久不收口而形成瘘管。《素问·生气通天论篇》："陷脉为瘘。"

亦指久疮不愈，脓水淋漓之谓。《慧琳藏经音义》引考声："久疮不差曰瘘。"

[4] 万一：瓒本作"万"。

[5] 要：宽保本此下有"在"字。

[6] 详：瓒本此下有"审"字。

【语译】痈疽疮肿发生在接近骨的地方大多属寒性，发生在接近皮肤的地方大多属热性。接近骨骼的，日久不愈就会化血变成虫；接近皮肤的，日久不愈就会传气变成瘘管。变成虫后就多痒少痛，或者先痒后痛；变成瘘管后就多痛少痒，或不痛，或不痒。内虚外实的，多痒而少痛；外虚内实的，多痛而少痒。流血不止的，是死证；脓肿溃破的，主生。有的呕吐呃逆不停，不能按时饮食，这些都是痈疽疮肿造成的。

疮疡痈肿的种类与证候只列举了万分之一，审证的要领在于详细诊察。治疗的方法，列述在后篇。

【导读】本段论述了痈疽疮肿的证候。痈疽是外科常见疾患，其特点是发病迅速，初起焮肿，继则灼热，肿胀疼痛，易向深部及周围扩散，溃脓稠黄。相当于西医学的急性化脓性淋巴结炎、急性化脓性蜂窝织炎、热性脓肿等。

另外，尚有一种阴疽是指发于肌肉之里，附筋着骨，病灶在深在里，初起无头，漫肿色白，不红不热，未成难消，已成难溃，损伤筋骨，后成瘘管的疾病，中医又称为"无头疽"。相当于西医学的急慢性化脓性骨髓炎、化脓性关节炎，以及骨结核。

论脚弱状候不同第四十二

本篇论述脚气与气脚的名称、病机、证候、治法之异，故题曰"论脚弱状候不同"。

【原文】人之病脚气[1]，与气脚[2]之为异，何也？谓人之喜怒忧思、寒热邪毒之气。自内而注入于脚，则名气脚也；风、寒、暑、湿邪毒之气，从外而入于脚膝，渐传于内，则名脚气也。然内外皆以邪夺正，故使人病形颇相类例。其于治疗，亦有上下先后也，故分别于其目。若一揆[3]而不察其由，无理致其瘳也。

夫喜怒忧思、寒热邪毒之气，流入肢节，或注于脚膝，其状类诸风、历节[4]、偏枯、痈肿之证，但入于脚膝，则谓之气脚也；若从外而入于足，从足而入脏者，乃谓之脚气也。气脚者，先治内而次治外；脚气者，先治外而次治内；实者利之，虚者益之。

【注释】

[1] 脚气：病证名。其症先见腿脚麻木酸痛，软弱无力，或挛急，或肿胀，或痿枯，或胫红肿，或发热；继而入腹攻心，症见小腹不仁、

呕吐纳呆、心悸胸闷、气喘、神志恍惚、言语错乱等。多因外感湿邪风毒，或饮食厚味，酿湿生热，湿热流注腿脚而成。

[2] 气脚：病证名。指因七情内伤，气机失调，寒热邪毒之气由内而流注于脚，致脚膝软弱麻木等的病证。与脚气之病邪自外而入于脚，从足而入于脏者不同，故名为气脚以资区别。

[3] 揆：度量。

[4] 历节：指历节病。临床以疼痛遍历关节，屈伸不利，痛势剧烈，日久骨节变形为主要特点。

【语译】 人患脚气与气脚的差异是什么呢？人体的喜怒忧思，以及寒热邪毒之气，从体内注入到脚所产生的疾病，就称为气脚；风寒暑湿邪毒之气，从体表直接侵入到脚膝，渐渐传入体内所产生的疾病，就称为脚气。但是，无论邪气来自于内还是来自于外，都是邪气侵夺正气，所以患气脚与脚气的症状很相似。在治疗方面，也有上下先后的区别，因而要分别叙述。如果用同一方法治疗而又不审察它们的病因，那就没有办法使疾病痊愈了。

大凡喜怒忧思，以及寒热邪毒之气流入四肢关节，或注于脚膝，症状类似于各种风证、历节风、偏枯、痛肿等证者，如果只注于脚膝，就称为气脚；如果病邪是从体表侵入到足部，从足部传入五脏的，就称为脚气。气脚病，应先治内而后治外；脚气病，应先治外而后治内。属实的宜泻之，属虚的宜补之。

【导读】 本段论述了脚气与气脚名称、病机、治法之不同。脚气是以腿足软弱，行动不便为特征的一种疾病。因其病从脚起，故名"脚气"。据《备急千金要方》记载，因本病两足缓纵不随，古代亦有称之为"缓风"者。气脚是由于情志因素或寒热邪毒流于腰膝所致，属于内伤杂病。本文从外感六淫、内伤七情立论，对脚气与气脚二者进行了比较，认为邪自内注于脚者为气脚，邪自外入于脚膝者为脚气。气脚病，应先治内而后治外；脚气病，应先治外而后治内。

【原文】 又，人之病脚气多者，何也？谓人之心、肺二经起[1]于手，脾、肾、肝三经起于足。手则清邪[2]中之，足则浊邪[3]中之。人身之苦者，手足耳。而足则最重艰苦，故风寒暑湿之气，多中于足，以此脚气之病多也。然而得之病者，从渐而生疾，但始萌而不悟，悟亦不晓。医家不为脚气，将为别疾。治疗不明，因循至大，身居危地。本从微起，浸[4]成巨候，流入脏腑，伤于四肢、头项、腹背也。而疾未甚，终不能知觉也。特[5]因他而作，或如伤寒，或如中暑，或腹背疼痛，或肢节不仁，或语言错乱，或精神昏昧，或时喘乏，或暴盲聋，或饮食不入，或脏腑不通，或挛急不遂，或舒缓不收，或口眼牵搐，或手足颤掉[6]。

种种多状，莫有达[7]者，故使愚俗束手受病，死无告陈。仁者见之，岂不伤哉！今述始末，略示后学，请深消息[8]。

【注释】

[1] 起：疑为"止"字之误。

[2] 清邪：处于空间中的雾露之邪。《金匮要略·脏腑经络先后病脉证》："清邪居上。"

[3] 浊邪：多指湿浊之邪。《金匮要略·脏腑经络先后病脉证》："浊邪居下。"

[4] 浸：渐进。《周易·通卦》："浸而长也。"疏曰："浸者，渐进之名。"

[5] 特：宽保本作"时"。疑是。

[6] 颤掉：即振掉，指行走时晃动不定的症状。

[7] 达：明达。《素问·宝命全形论篇》："能达虚实之数者。"王冰注："达，谓明达。"

[8] 消息：斟酌，思量。

【语译】 为什么很多人患脚气？因为人的心经、肺经这两条经脉止于手，脾经、肾经、肝经这三条经脉起于足。清阳之邪易中伤手部，浊阴之邪易中伤足部。人身体最受劳苦的部位就是手和足啊，而足又是最受繁重艰苦的部位，风寒暑湿的邪气大多侵害足部，所以患脚气病的人就多了。然而，脚气这种病，是渐渐受邪而产生的，开始萌生疾病的时候没有发觉，发觉以后也不知道是患了脚气病。医生们往往不认为是脚气，会诊断为别的疾病。治疗不能明晓病因，如此便延误造成大病，使身体处在危险的境地。这种病本来是很轻微的，但它渐渐深入，便形成危重证候，病邪流入脏腑，伤害四肢、头项、腹背。但疾病尚未严重的时候，患者始终不会知觉。本病常常因为其他的疾病引起而发作，有的像伤寒，有的像中暑，有的腹背疼痛，有的肢体关节麻木不仁，有的语言错乱，有的精神昏昧不清，有的时时喘促乏息，有的突发目盲耳聋，有的不能进食，有的脏腑不通，有的肢体挛急不能随意运动，有的肢体舒展弛缓不收，有的口眼牵扯抽搐，有的手足震颤抖动。种种症状，不能明达，所以使不知医理的民众束手无策，忍受疾病折磨，至死也无法辨明。仁德之人见此情形，岂能不伤感？现在从头到尾讲述了这种病，大略告知后世的学者，请深入思考、斟酌。

【导读】 本段论述了脚气病的病机、证候。认为脚气病的发生是由于"风寒暑湿之气多中于足"所致。脚气病的临床表现比较复杂，但初起症状轻微，饮食起居及体力一如平常，唯稍觉脚膝软弱，或轻度麻木不仁。多数患者未能立即发觉，常常是先患其他病而正气耗损，以致本病逐渐加重，也可不因他病而突然发作。症见自膝至足麻痹冷痛，或见痿弱，或见挛急，或肿，或不肿，或日渐枯细，或胫部红肿发热，或能食，或不能食，或渐渐恶寒，或蒸蒸恶热，进而入腹攻心，小腹不仁，呕吐不食，心悸，胸闷，气喘，神志恍惚，言语错乱，甚至迅速死亡。

【原文】至如醉入房中，饱眠露下，当风取凉，对月贪欢，沐浴未干而熟睡，房室才罢而冲轩[1]，久立于低湿，久伫[2]于水涯，冒雨而行，渎[3]寒而寝，劳伤汗出，食饮悲生，犯诸禁忌，因成疾矣。其于不正之气，中于上则害于头目，害于中则蛊于心腹，形于下则灾于腰脚，及于旁则妨于肢节，千状万证，皆属于气脚。但[4]起于脚膝，乃谓脚气也。

【注释】

[1] 冲轩：谓推开窗户。《昭明文选·谢瞻·答灵运诗》："开轩灭华烛。"注："善曰：轩，窗也。"

[2] 伫（zhù 住）：久立。《说文解字·新附》："伫，久立也。"

[3] 渎：轻慢，轻视。

[4] 但：只，仅仅。

【语译】因醉后即行房事，饱食后睡卧在雾露中，当风取得凉爽，对月贪取欢娱，沐浴后水湿未干而熟睡，房事刚结束就开窗，长时间站立在低湿之地，久久站立在水边，冒雨而行，轻视寒意而就寝，劳伤过度而汗出，饱食酒醉而悲伤，触犯各种禁忌，故而形成疾病。致病的不正之气，中伤在上部就损害头部和眼睛，侵害到中部就毒害心腹，显现在下部就祸害腰脚，伤及到旁侧就妨害四肢关节。这许许多多的症状，都属于气脚。只有起于脚膝的才称为脚气。

【导读】本段论述了气脚的病机、证候，认为气脚的发生既与外感寒热风湿毒气，尤其是湿邪侵袭皮肉筋脉有关，也与七情、饮食所伤，脾胃受损，运化失司，积湿蒸热，流注下焦有关。其临床证候，也因中伤的部位不同而千变万化。

【原文】形候脉证[1]，亦在详明。其脉浮而弦者，起于风；濡[2]而弱者，起于湿；洪而数者，起于热；迟而涩者，起于寒；滑而微者，起于虚；牢[3]而坚者，起于实。在于上则由于上，在于下则由于下，在于中则生于中。结而因气，散则因忧，紧则因怒，细则因悲。

风者，汗之而愈；湿者，温之而愈；热者，解之而愈；寒者，熨之而愈。虚者补之，实者泻之，气者流之，忧者宽之，怒者悦之，悲者和之，能通此者，乃谓之良医。

又，脚气之病，传于心肾则十死不治。入心则恍惚忘谬，呕吐，食不入，眠不安宁，口眼不定，左手寸口[4]脉乍大乍小，乍有乍无者是也。入肾则腰脚俱肿，小便不通，呻吟不绝，目额皆见黑色，气时上冲胸腹而喘，其左手尺中脉绝者是也，切宜详审矣。

【注释】

[1] 证：宽保本作"理"。

[2] 濡：即濡脉。濡，就是软的意思。脉来细软而浮，轻按可触知，重按反不明显。见于亡血伤阴或湿邪滞留。《脉经》曰："濡者，如帛衣在水中，轻手相得。"《脉诀汇辨》曰："濡者，即软之象也，必在浮候见其细软。若中候、

沉候，不可得而见也。"

[3] 牢：即牢脉。《脉诀汇辨》曰："似沉似伏，牢之位也。实大弦长，牢之体也，牢脉不可混于沉脉、伏脉，须细辨耳。""牢脉所主之证，以其在沉分也，故悉属阴寒；以其形弦实也，故咸为坚积。"《医宗金鉴》曰："沉而极有力，谓之牢脉。"

[4] 口：此下原衍"手"字，据瓒本删。

【语译】 形候脉证，也要详辨明白。患者脉来浮而弦的，病起于风邪；脉来濡而弱的，病起于湿邪；脉来洪而数的，病起于热邪；脉来迟而涩的，病起于寒邪；脉来滑而微的，病起于虚；脉来牢而坚的，病起于实。病脉出现在寸脉，病变就发生在上部；病脉出现在尺脉，病变就发生在下部；病脉出现在关脉，病变就发生在中部。脉结是由于气积，脉散是由于忧思，脉紧是由于郁怒，脉细是由于悲伤。

风邪所致的，发汗治之而愈；湿邪所致的，温散治之而愈；热邪所致的，清解治之而愈；寒邪所致的，温熨治之而愈。虚的给予补益，实的给予通泻，气机郁滞的使气周流，忧思所致的给他以宽舒，郁怒所致的使他愉悦，由悲伤所致的使他平和。能够精通这些治法奥义的，就可以称之为良医。

脚气之病，传入到心和肾就必死无治。传入到心可见神志恍惚、健忘、言语荒谬、呕吐、不思饮食、睡不安宁、口眼掣动、左手寸口脉忽大忽小、忽有忽无，这就是脚气邪毒侵犯心的脉象了。传入到肾可见腰脚肿大、小便不通、呻吟不止、眼眶额部色黑、时时气逆、向上冲击胸腹而发喘息、患者左手尺中脉绝，这就是脚气邪毒入肾的脉象。这些最要详细审察。

【导读】 脚弱之证，大都因湿热兼夹风毒之气，渐侵肌肤，流入肢节，或注于脚膝而成，随后入脏腑，导致诸证蜂起。本篇从外感六淫、内伤七情立论，以自内注于脚者为气脚，自外入于脚膝者为脚气，对二者进行了比较，同时又明言"病形颇相类例"。本段则详细论述了脚气与气脚的脉象、治法及预后，认为其感受风湿寒热不同、虚实不一、致病情志不同、脉象表现不一，临床治疗方法也不同，并提出"脚气之病，传于心肾则十死不治"的理论，为后世诊疗和预测病情奠定了基础。如《七松岩集》云："脚气冲心，传于五脏，其气一如邪热无疑，故冲心必死。盖脚气实因湿热为本，必兼受客邪触动而发，发时必从足跗疼而红肿，寒热交作，呕恶恶寒，烦躁恶食而不能食，大小便闭结不通，燥渴、谵语、喜饮、无汗，谓之干脚气。其脉浮弦数而有力……二便通，口不渴，多汗，呕吐恶心，汤水不受。六脉濡弱沉伏，肢厥，戴阳，谵语神昏，谓之湿脚气。"

论水肿脉证生死候第四十三

本篇主要论述了水肿的病因、病机、病位、证候，故题曰"论水肿脉证生死候。"

【原文】人中百病，难疗者莫过于水[1]也。水者，肾之制[2]也。肾者，人之本[3]也。肾气壮则水还[4]于海[5]，肾气虚则水散[6]于皮。又，三焦壅塞，荣卫闭格[7]，血气不从[8]，虚实交变，水随气流，故为水病。有肿于头目者，有肿于腰脚者，有肿于四肢者，有肿于双目者，有因嗽而发者，有因劳而生者，有因凝滞而起者，有因虚乏而成者，有因五脏而出者，有因六腑而来者。类目多种，而状各不同。所以难治者，由此百状，人难晓达[9]，纵晓其端[10]，则又苦人以娇恣不循[11]理法，触冒[12]禁忌，弗能备[13]矣！故人中[14]水疾死者多矣。

【注释】

[1] 水：即指水肿。

[2] 肾之制：此指肾具有调控水液代谢的功能，即肾主水。制，制约，调控。

[3] 肾者，人之本：肾藏元阴元阳，为先天之本，性命之根。

[4] 还：归还，返回。

[5] 海：玉海，即膀胱。

[6] 散：流散。

[7] 闭格：闭阻格拒。

[8] 血气不从：气血运行不相随从。

[9] 晓达：通晓明达。

[10] 端：头绪。

[11] 循：遵循。

[12] 触冒：触犯。

[13] 备：详备。

[14] 中：感受，遭受。

【语译】人们所患的各种疾病，最难治疗的莫过于水肿。水由肾制约调控。肾是人生命的根本。肾气充足，气化正常则水液能复归到膀胱；肾气虚衰，气化无力，则水液流散于皮肤。此外，三焦之气壅塞，营卫之气闭拒，气血运行不相随行，虚与实交相更变，水随气的运行而流动，所以发为水肿。有头目肿的，有腰脚肿的，有四肢肿的，有双目肿的，有由于咳嗽而引发的，有由于劳伤而发生的，有由于气血凝滞而引起的，有由于亏虚疲乏而造成的，有由于五脏功能失调而导致的，有由于六腑功能失调而导致的。种类名目多种多样，而且症状各不相同。之所以说水肿难治，是因为这众多的症状，人们很难通晓明达，纵然知道其中的一些头绪，但又苦于人们骄纵恣意不遵循应有的理法，触犯治疗的禁忌，很难详备地通晓病情。因此，患水肿病而死的人很多。

【导读】本段论述了"人中百病，难疗者莫过于水"的原因，认为水肿病的发生与肾密切相关，指出"肾气壮则水还于海，肾虚则水散于皮"。肾为先天之本，性命之根，内藏元阴元阳。肾气充盛，蒸腾气化有力，则水液代谢正常；肾气亏虚，蒸腾气化无力，则水液内停，发为水肿。本段在重视肾的同时又强调水肿病与三焦关系密切，认为"三焦壅塞，荣卫闭格，血气不从，虚实交变，水随气流"亦是水肿发生的重要病机。对于其发病原因，原文指出"有因嗽而发者，有因劳而生者，有因凝滞而起者，有因虚乏而成者，有因五脏而出者，有因六腑而来者"，认为咳嗽、虚劳、气血凝滞、脏腑失调，都可以导致水肿病的发生。其临床表现有"有肿于头目者，有肿于腰脚者，有肿于四肢者，有肿于双目者"，说明其发生部位广泛，症状繁多，各不相同，加之患者不注意日常调理，所以此病难疗且预后不佳。

【原文】水有十名，具于篇末。一曰青水[1]，二曰赤水[2]，三曰黄水[3]，四曰白水[4]，五曰黑水[5]，六曰玄水[6]，七曰风水[7]，八曰石水[8]，九曰里水[9]，十曰气水[10]。

青水者，其根起于肝，其状先从面肿，而渐行一身也。赤水者，其根起于心，其状先从胸肿起也。黄水者，其根起于脾，其状先从腹肿也。白水者，其根起于肺，其状先从脚肿而上气喘嗽也。黑水者，其根起于肾，其状先从足跗[11]肿。玄水者，其根起于胆，其状先从头面起，肿而至足者是也。风水者，其根起于胃，其状先从[12]四肢起，腹满大而迫身肿也。石水者，其根在膀胱，其状起于脐下而腹独大是也。里水者，其根在小肠，其状先从小腹胀而不肿，渐渐而肿也又注云：一作小腹胀而暴肿也。气水者，其根在大肠，其状乍来乍去，乍盛乍衰者是也。此良由上下不通，关窍不利，气血痞格[13]，阴阳不调而致之也。其脉洪大者可治，微细者不可治也。

【注释】

[1] 青水：古病名，十水之一，首见于本篇。即肝水，是指水肿之根于肝，症见水肿从面部渐及全身，皮肤多呈暗黄色，伴有两胁疼痛，腰腹不能转侧，小便不利。

[2] 赤水：古病名，十水之一，首见于本篇。即心水，是指水肿之根于心，症见心胸烦闷，呼吸困难，不能平卧，下肢和阴囊肿胀等。

[3] 黄水：古病名，十水之一，首见于本篇。即脾水，是指水肿之根于脾，症见腹部肿大，四肢沉重，倦怠少气，小便不利等。

[4] 白水：古病名，十水之一，首见于本篇。即肺水，是指水肿之根于肺，症见浮肿自足部而渐及全身，伴有咳嗽气喘，小便困难，大便稀溏等。

[5] 黑水：古病名，十水之一，首见于本篇。即肾水，是指水肿之根于肾，症见足部浮肿，逆冷，腹部胀大，脐肿腰痛，不得小便，前阴部有水湿渗出等。

[6] 玄水：古病名，十水之一，首见于本篇。即胆水，是指水肿之根于胆，症见水肿自头面渐及全身，伴有皮肤暗黄，两胁疼痛，小便色黄等。

[7] 风水：古病名，十水之一，首见于《素问·奇病论篇》。即胃水，是指水肿之根于胃，症见发热恶风，四肢先肿，继而腹部胀大，全身浮肿，小便不利。

[8] 石水：古病名。首见于《素问·阴阳别论篇》。症见自脐下先肿，少腹肿大，坚硬如石，腹满不喘，胁下疼痛。

[9] 里水：首见于《金匮要略·水气病脉证并治》。症见少腹先作胀而不肿，渐见全身水肿，按之没指，其腹如鼓，焦汗，不渴。

[10] 气水：古病名。首见于本篇。症见全身水肿，时重时消，时重时轻。

[11] 足跗：脚面，脚背。

[12] 先从：瓒本作"先起肿"。

[13] 痞格：痞塞格拒。

【语译】水肿病有十种病名，具体情况都详细列在篇末：一叫青水，二叫赤水，三叫黄水，四叫白水，五叫黑水，六叫玄水，七叫风水，八叫石水，九叫里水，十叫气水。

青水，发病的根由起于肝，其症状是肿胀先从颜面起，渐渐漫肿到全身。赤水，发病的根由起于心，其症状是先从胸部肿起。黄水，发病的根由起于脾，其症状是先从腹部肿起。白水，发病的根由起于肺，其症状是先从脚肿起而且气逆咳喘。黑水，发病的根由起于肾，其症状是先从脚背发肿。玄水，发病的根由起于胆，其症状是先从头面肿起，然后肿胀到足部。风水，发病的根由起于胃，其症状是四肢先肿胀，然后腹部胀满膨大而且通身发肿。石水，发病于膀胱，其症状是肿胀起于脐下而且只有腹部肿大，这就是石水。里水，发病于小肠，其症状是先小腹作胀，但不肿，然后渐渐发肿。气水，发病的根由起于大肠，其症状是水肿忽来忽去，忽重忽轻。这的确是由于上下气机不通，关窍不利，气血痞塞格拒，阴阳不调所导致的。这种病，脉来洪大的可治，脉来微细的不可治。

【导读】本段论述了十水的名称及其病机、证候。关于水肿病的分类，《内经》中已有风水、石水等的记载，如《素问·大奇论篇》云："肾肝并沉为石水，并浮为风水。"《金匮要略·水气病脉证并治》中则根据水气病的临床表现和发病机制，将其分为风水、皮水、正水、石水、黄汗五种，并进一步论述了五脏水的病机和辨证要点，依据五脏分为心水、肝水、脾水、肺水、肾水五大类型。本段在此基础上又加五腑，分立五水之名，合而为十水，名为青水、赤水、黄水、白水、黑水、玄水、风水、石水、里水、气水，其发病分别与肝、心、脾、肺、肾、胆、胃、膀胱、小肠、大肠功能失调密切相关，进一步说明了水液代谢与五脏六腑关系密切。六腑中为何三焦之腑不分立一名？盖因三焦为水液运行之道，有名无形，包罗诸脏腑，故不分立焉。此种分类方法，提纲挈领，简明扼要，有助于突破临床思维的局限，优化难治性水肿的临床治疗方案，具有重要的理论价值和临床指导意义。此后，医家有以证候命名者，有以病因命名者，然就其病因、病机、病位、病性、病状而言，每多交错，不如"五水""十水"之分简明。

【原文】又，消渴[1]之疾久不愈，令[2]人患水气[3]。其水临时发散，归于五脏六腑，则生为病也。消渴者，因冒风冲热[4]，饥饱失节，饮酒过量，嗜欲[5]伤频，或饵[6]金石，久而积成，使之然也。

【注释】

[1] 消渴：病证名。首见于《素问·奇病论篇》，临床以多饮、多食、多尿、消瘦等为主症。

[2] 令：瓒本此上有"亦"字。

[3] 水气：即水肿病。

[4] 冒风冲热：即感受触冒风热之邪。

[5] 嗜欲：嗜好欲望。

[6] 饵：服食。

【导读】 本段论述了消渴病日久不愈导致水气病发生的原因。提出了消渴病的病因常常与外感病邪、饮食不节、嗜欲过度或久服金石类药物有关，在《内经》相关理论基础上，进一步扩展了对消渴病病因病机的认识。同时文中强调，消渴病病久不愈，可以并发水肿，为现代临床防治糖尿病肾病水肿奠定了基础。

【语译】 消渴之疾日久不愈，使人患水肿病。消渴患者体内水液一时宣散，归聚到五脏六腑，则发为水肿病。消渴病，是由于触冒风热之邪，饥饱失常，饮酒过量，嗜欲过度，频遭损伤，或者服食金石类药物，日久而邪气积聚，使人产生了这种病。

论诸淋及小便不利第四十四

本篇论述了冷、热、气、劳、膏、砂、虚、实八淋的病因病机，及其小便不利诸候和预后，故题曰"论诸淋及小便不利"。

【原文】 诸淋[1]与小便不利者，皆由五脏不通，六腑不和，三焦痞涩[2]，荣卫耗失，冒热饮酒，过[3]醉入房，竭散精神，劳伤气血，或因女色兴[4]而败精不出，或因迷宠[5]不已而真髓[6]多输[7]，或惊惶不次[8]，或思虑未宁，或饥饱过时，或奔驰才[9]定，或隐忍大小便，或发泄久兴，或寒入膀胱，或暑中胞囊[10]，伤兹[11]不慎，致起斯疾。

状候[12]变异，名亦不同，则有冷、热、气、劳、膏、砂、虚、实之八种耳。

【注释】

[1] 淋：病名。现首见于《素问·六元正纪大论篇》，临床表现为尿频、尿急、尿痛、尿短涩等症状。

[2] 痞涩：气机不畅。

[3] 过：瓒本作"遇"。

[4] 兴：《说文解字·白部》："兴，起也。"此言阴茎勃起。

[5] 迷宠：谓迷恋所宠爱之女色。

[6] 真髓：真气精髓。

[7] 输：泻。《玉篇·车部》："输，泻也。"

[8] 次：宽保本作"定"。

[9] 才：疑为"不"字之误。

[10] 胞囊：即胞宫，指女性子宫或男性阴囊。

[11] 兹：这，这个，此。

[12] 状候：临床症状。

【语译】 各种淋证和小便不利的病证，都是由于五脏之气不通畅，六腑之气不调和，三焦之气痞塞不通，营卫之气耗散损失，冒暑热而饮酒，大醉以后行房事，耗竭消散精神，劳累伤及气血，或由于女色所诱使阴茎勃起而又死精不泄，或由于迷恋于所宠爱的女色不能自已，而使真气精髓过于输泻耗损，或由于惊惶不定，或由于思虑不安，或由于饥饱不时，或由于奔驰不定，或由于隐忍大小便，或由于泄精以后阴茎仍长时间亢奋，或由于寒邪入侵膀胱，或由于暑邪中伤胞宫所致，伤损了这些却没有引起重视，以致产生这种疾病。

各种淋病的证候变化有差异，名称也不相同，一般有冷淋、热淋、气淋、劳淋、膏淋、砂淋、虚淋、实淋八种名称。

【导读】 本段主要论述了淋病的病因、病机及病名。淋病的发生有内因、外因之分，本段指出淋病主要是由于冒热饮酒、房劳过度、情志不调、饮食不节、隐忍二便、外感寒暑等，导致五脏之气不通畅，六腑之气不调和，三焦之气痞塞不通，营卫之气耗散损失所致，强调日常不良的生活习惯是淋病发生的重要原因。关于淋病之名，中医素有五淋之称，即热淋、石淋、血淋、气淋、劳淋。本论则分为八种，其中砂淋即石淋，热淋之甚即是血淋，虚淋、膏淋可归于劳淋，实淋、冷淋亦可分属于热淋、气淋等。

【原文】 冷淋者，小便数，色白如泔[1]也。

热淋者，小便涩而色赤如血也。

气淋者，脐腹满闷，小便不通利而痛也。

劳淋者，小便淋沥不绝[2]，如水之滴漏[3]而不断绝也。

膏淋者，小便中出物如脂膏也。

砂淋者，腹脐中隐痛，小便难，其痛不可忍，须臾从小便中下如砂石之类，有大者如皂子，或赤或白一作黄，色泽不定。

此由肾气弱而贪于女色，房[4]而不泄，泄而不止，虚伤真气，邪热渐强，结聚而成砂。又如以水煮盐，火大水少，盐渐成石之类。谓肾者水也，咸[5]归于肾，水消于下，虚热日甚[6]，煎结而成，此非一时而作也。盖远久乃发，成即五岁，败即三年。壮人五载[7]，祸必至矣，宜乎急攻。八淋之中，唯此最危。其脉盛大而实者可治，虚小而涩者不可治。

虚者，谓肾与膀胱俱虚，而精滑梦泄，小便不禁者也。实则谓经络闭塞，水道不利，而茎痛腿酸者也。

又，诸淋之病，与淋[8]相从者活，反者死[9]凶。治疗之际[10]，亦在详酌耳。

【注释】

[1] 泔：米泔水，洗米水。

[2] 淋沥不绝：即淋沥不断。

[3] 滴漏：古代指测时间的仪器。

[4] 房：谓行房事。

[5] 醎（xián 闲）：同咸。《玉篇·酉部》："醎，俗咸字。"

[6] 甚：瓒本作"盛"。

[7] 载：年，岁。

[8] 淋：宽保本作"脉"。疑是。

[9] 死：疑衍。瓒本无。

[10] 际：瓒本作"法"。

【语译】 冷淋，见小便频数，色白如同米泔水。

热淋，见小便涩滞，而且色红如同血水。

气淋，见脐腹胀闷，小便不通畅而伴有疼痛。

劳淋，见小便淋沥不尽，如同水注入滴漏中点滴流下而不断绝。

膏淋，见小便中排出秽物如同脂膏。

砂淋，见脐腹中隐隐作痛，小便困难，排尿时痛不可忍，稍待片刻从小便中排出砂石之类的硬物，有大者像皂角子，或呈赤色，或呈白色，色泽不定。

这是由于肾气衰弱而又贪恋女色，虽行房事却不泄精，或者泄精不止，精虚伤及真气，邪热渐渐强盛，凝结聚集而成砂石所致。类似于用水煮盐，火大水少，盐渐渐结成砂石类的东西。总的说来，肾属水，咸味归属于肾，下焦水液消散，虚热日渐加剧，水热相煎凝结就形成砂石。这种病不是一时就发作的，多是积聚长久才发，形成时间约五年，三年后即衰败。壮实的人，五年以后，灾祸也必然降临，治疗须要急攻。八淋之中，唯有砂淋最危重。患者脉来洪大而实的可治，脉来虚小而涩的不可治。

所谓虚，是指肾与膀胱之气都虚，见滑精梦遗，小便不能自禁。所谓实，是指经络闭塞，水道不通，而见阴茎疼痛，腿部发酸。

再有，各种淋证，与脉相合的主生，与脉相反的主凶、主死。治疗的时候，也需要详细斟酌。

【导读】 本段论述了八种淋病的证候及其预后，并着重阐述了砂淋的病因病机。淋者，小便淋沥而涩痛也，故诸淋皆有小便的异常，根据其兼症不同而分为八名。文中对砂淋之论述尤为详细，强调"八淋之中，唯此最危"，其成因责之于伤肾太过，较之后世下焦湿热之论，意义更加深远。同时强调本病病程较长，虚实夹杂，预后不佳，临证治疗须要急攻，排石通淋。本篇为后世治疗泌尿系结石类疾病提供了思路。

论服饵得失第四十五

本篇论述了服用金石类药物的利弊及长期服食金石之法则，故题曰"论服饵得失"。

【原文】 石之与金，有服饵[1]得失者，盖以其宜与不宜也。或草或木，或金或石，或单方得力，或群队获功，或金石毒发而致毙，或草木势助而能全。

其验[2]不一者何也？基[3]本实者，得宣通之性[4]，必延其寿；基本虚者，得补益之情[5]，必长其年。虚而过泻[6]，实乃更增[7]，千死其千，万殁[8]其万，则决然也。

又，有年少之辈，富贵之人，恃[9]其药力，恣[10]其酒欲，夸弄[11]其术[12]，暗使精神内捐[13]，药力扶持，忽然疾作，何能救疗？如是之者，岂知灾从内发，但恐药饵无徵功，征[14]实可叹哉！

【注释】

[1] 服饵：服食。《广雅·释诂三》："饵，食也。"也指服食中的服食金丹活动。

[2] 验：效验，效果。

[3] 基：始。此指先天。又，医统本作"其"。

[4] 宣通之性：指具有宣通作用的药物。

[5] 补益之情：指具有补益作用的药物。

[6] 泻：指祛邪之法。

[7] 增：指补益之法。

[8] 殁：死亡。

[9] 恃：凭借。

[10] 恣：放纵。

[11] 夸弄：炫耀卖弄。

[12] 术：技艺，本领。

[13] 捐：抛弃，消耗。

[14] 功，征：孙本原作"征功"。"征"字属下读，据瓒本改。又，"征"，疑衍。

【语译】 矿石类药物和金属类药物，服食后存在有得有失的情况，这是因为有的人相宜，有的人不相宜。不论是草类药物还是木类药物，金属类药物还是矿石类药物，有的单味药服用可取得效力，有的多味药组成复方服用获得成功，有的服食金石类药物因毒性发作而致死，有的服食草木类药物顺势得助而保全。

不同的人服用药物的效果不一样，其原因是什么呢？身体先天体质盛实的人，得到药物的宣泄畅通，必定延长他们的寿命；先天体质虚弱的人，得到药物的资助补益，必定增益他们的寿数。体质虚弱如果过度泻利，体质强实如果再加补益，千死其千，万死其万，是必然的。

再有，有些年纪轻轻的人，有钱有地位的人，凭借服食金石，放纵自己而饮酒作乐，炫耀卖弄自己的技艺，暗暗使精神在体内消耗，虽药力扶持，但若忽然疾病发作，怎么能够救治？像这样执迷不悟的人，岂知灾祸是从体内发生，还唯恐金石药力不足而没有功效，这确实可叹呀！

【导读】 本段论述了服食金石、草木、单方、复方效验得失的原因。服食金石之记载，始见于《史记·扁鹊仓公列传》："齐王侍臣遂病，自炼五石服之。"但此处之服石，是炮制和服用矿物类药物以治病。至魏晋南北朝时期，道教兴起，贵族士子信奉长生不老、成仙得道之说，遂服食金石成风。至唐代，炼"仙丹"、服金石以求长生不老之道的风气盛行一时，以致毒发致毙者累见。故本篇专论服饵得失，强调服饵金石要与病情相宜，否则"千死其千，万殁其万"，诚为警世之语。

【原文】其于久服方药，在审其宜[1]。人药相合，效岂妄[2]邪？假如脏不足则补其脏，腑有余则泻其腑；外实则理外，内虚则养内；上塞则引上，下塞则通下，中涩一作结则解中；左病则治左，右病则治右，上、下、左、右、内、外、虚、实，各称[3]其法，安有横夭[4]者也？故药无不效，病无不愈者，切务于谨察矣。

【注释】

[1] 在审其宜：在于审查药物与病情是否相宜。

[2] 妄：虚妄。

[3] 称（chèn 趁）：适合。

[4] 横夭：意外地早死。

【语译】对于长期服用的金石方药，要审查药物与病情是否相宜。人体病情若与方药性能相合，效验岂能虚妄呢？假如脏不足就补益其脏，腑有余就泻其腑；外邪盛实就疏理外邪，内气虚弱就滋养内气；上部阻塞就导引上部，下部阻塞就通利下部，中部结滞就消解中部；左侧发病就治疗左侧，右侧发病就治疗右侧，上、下、左、右、内、外、虚、实，分别采用适合病变的治法，怎么会有横死夭折的呢？因此说药没有不效验的，病没有不可治愈的，关键是要严谨细心地诊察。

【导读】本段论述了久服金石的基本原则，提出"久服方药，在审其宜"，倡导服用金石方药，要与病情相宜，实则泻之，虚则补之，"上、下、左、右、内、外、虚、实，各称其法"，则药无不效，病无不愈。这一治疗思想，对指导临床用药具有重要的价值和意义。

辨三痞论并方第四十六

本篇论述了上痞、中痞、下痞之证候及服饵之方，故题曰"辨三痞论并方"。

【原文】金石草木，单服皆可以不死者，有验无验，在乎有志无志也。虽[1]能久服，而有其药热壅塞而不散，或上或下，或痞[2]或涩[3]，各有其候，请速详明。用其此法，免败其志，皆于寿矣。谨论候并方，具在后篇。

【注释】

[1] 虽：瓒本此下有"志士"二字。疑是。

[2] 痞：痞塞不通。

[3] 或涩：瓒本作"在中"。

【语译】金石草木类药物，单服都可以长生不死，有效验还是没有效验，就在于有志气还是没有志气了。这类药物虽然能够长期服食，但有些药物热性壅塞而不消散，或壅积于上，或阻塞于下，或痞闷于中，各有不同的证候，应尽快详细辨明。运用这种方法，就能避免挫败那些求长生不死之人的志气，就都可活到高寿了。特此论述有关的证候并附治疗方药，具列在后面。

【导读】 本段论述了金石草木服饵之要。告诫人们金石草木，虽能久服，但有些药物药性偏热，可壅塞人体气机，导致上中下不同部位的气机不畅，形成不同证候，必须详细辨明，方能免其所害。

【原文】 辨上痞候并方

上痞者，头眩目昏，面赤心悸，肢节痛，前后不仁[1]，多痰，短气，惧火，喜寒。又，状若中风之类者，是也。宜用后方。

桑白皮阔一寸，长一尺　槟榔一枚　木通一尺去皮。一本作一两　大黄三分，湿纸[2]煨　黄芩一分　泽泻二两

上剉为粗末，水五升，熬取三升，取清汁，分二一本作三服。食后，临卧服。

【注释】

[1] 前后不仁：指肢体关节麻木不仁，运动

【导读】 本段论述了上痞的证候及方药。本文所论上痞之证，是由于服食金石之后，使上部心肺气机阻滞，郁而化热所致，临床表现为头眩目昏、面赤心悸、肢节痛、多痰、短气、畏热喜寒等，故治疗用桑白皮、黄芩清泻肺热，槟榔、大黄导滞通便，使肺热从大肠而去，木通、泽泻淡渗利湿，引心火从小便而去。诸药并用，辛开苦降，共奏清心肺之热、开痞气、通壅塞的作用。

【原文】 辨中痞候[1]并方

中痞者，肠满[2]，四肢倦，行立艰难，食已呕吐，冒昧[3]，减食或渴者，是也。宜用后方。

大黄一两，湿纸十重包裹，煨，令香熟，切作片子　槟榔一[4]枚　木香一分

上为末，生蜜为丸如桐子[5]大。每服三十丸，生姜汤下。食后、日午，日进二服。未减，加之。效，即勿

不协调。

[2] 纸：瓒本此下有"裹"字。疑是。

【语译】 辨上痞候并方

上痞者，临证表现为头眩目昏，面赤心悸，肢节疼痛，麻木不仁，多痰，短气，怕火热，喜寒凉。另外，症状有像得了中风之类的病那样的，也是上痞的证候。宜服用后方治疗。

（略）

以上药锉为粗末，取水五升，煎取三升，取上面清汁，在饭后和临睡前分两次服下。

再服。

附方：桂[6]五钱[7]，不见火　槟榔一个　黑牵牛四两，生，为末二两

上为末，蜜酒调[8]二钱。以利为度[9]。

【注释】

[1] 候：孙本无，依上下文例，据医统本、宽保本补。

[2] 满：宽保本此上有"胀"字。

[3] 冒昧：头脑昏冒，两目不明。《左传·

僖公·僖公二十四年》："目不别五色之章
为昧。"

[4] 一：医统本作"二"。

[5] 桐子：宽保本此上有"梧"字，义明。

[6] 桂：肉桂。

[7] 五钱：宽保本作"半两"。

[8] 调：瓒本此下有"下"字。

[9] 以利为度：以下利为法度。

【语译】辨中痞候并方

中痞者，临证表现为肠腹胀满，四肢困倦，行走站立都感困难，进食以后即呕吐，头脑昏沉，两目不明，食量减少或口渴，这就是中痞的证候。宜用后方治疗。

（略）

以上药研为细末，用生蜜调和成如梧桐子大的丸子。每次服三十丸，用生姜汤送下。在早晨饭后和中午各服用一次，一日二次。症状不见减轻的，加量加次服。有效的，便不可再服。

附方：（略）

上为末，以蜜酒调服二钱服一次，以泄利为度。

【导读】本段论述了中痞的证候及方药。本文所论中痞之证，是由于服食金石之后，引起中部肠胃气机阻滞所致，故治疗用槟榔、大黄、木香行气导滞，通便和胃，推陈出新。在服用时还以生姜汤下，有防攻下伤胃之用。同时，本文遵循《内经》《伤寒杂病论》等经旨，提出"效，即勿再服"，强调中病即止，对后世临床用药具有重要的指导作用。附方用黑牵牛清热泻下，行气消痞，槟榔破积下气，以助黑牵牛攻下消痞；肉桂温中，可防诸药过于苦寒伤中。诸药配伍共奏攻积泻热和胃之功。

【原文】辨下痞候并方

下痞者，小便不利，脐下满硬，语言謇滞[1]，腰背疼痛，脚重不能行立者，是也。宜用后方。

瞿麦头子一两　官桂一分　甘遂三分
车前子一两，炒

上件为末，以獖猪肾[2]一个，去筋膜，薄批[3]开，入药末二钱，匀糁[4]，湿纸裹，慢火煨熟。空心细嚼，温酒送下，以大利[5]为度。

小便未利，脐腹未软，更服附方：葱白一寸去心，入硇砂[6]末一钱，安葱心中，两头以线子系之。湿纸包，煨熟。用冷醇酒送下。空心服，以效

为度。

【注释】

[1] 语言謇滞：语言迟钝不流利。

[2] 獖（fén 愤）猪肾：经阉割的猪的肾。

[3] 批：劈。

[4] 糁（sǎn 伞）：用米和匀。

[5] 大利：大便泄泻通利。

[6] 硇砂：中药名。为卤化物类矿物紫色石盐的晶体，具有破瘀消积，软坚蚀腐之功效。

【语译】辨下痞候并方

下痞者，临床症见小便不利，脐下胀满坚硬，语言謇涩不流利，腰背疼痛，双脚沉重不能行走或站立，这就是下痞的证候。宜用下方治疗。

（略）

以上药为末，取阉割的猪的肾一个，除去筋膜，薄薄剖开，放入二钱药末，用米和匀，用湿纸包裹，慢火煨熟。空腹时细细咀嚼，温酒送服，以大便泄泻通利为度。

小便如果没有通利，脐周腹部没有变软，再服用附方：葱白一寸去心，放入硇砂末一钱，放置在葱管中，葱白两头用线系好，用湿纸包裹，煨熟。用冷的、味道醇厚的酒送服。空腹服用，以有效为度。

【导读】本段论述了下痞的证候及方药。本文所论下痞之证，是由于服食金石之后，引起下部肾与膀胱气机阻滞所致，故治疗用瞿麦头子、甘遂、车前子消水利水，配以肉桂温煦下元，促进蒸腾气化，并可温通血脉。诸药合用，辛开苦降，寒热平调，共奏清热利水，温阳通脉之功。附方用硇砂消积软坚，破血散结；葱白辛温，通利关节，利大小便。二药一辛一苦，气血同治，共奏利水破瘀，软坚散结之功。

论诸病治疗交错致于死候第四十七

本篇论述了十七种治疗诸病的方法之宜与不宜，指出乱投汤丸，动辄交错则可使"轻者令重，重者令死"，故题曰"论诸病治疗交错致于死候"。

【原文】夫病者，有宜汤者，有宜丸者，有宜散者，有宜下者，有宜吐者，有宜汗者，有宜灸者，有宜针者，有宜补者，有宜按摩者，有宜导引[1]者，有宜蒸熨者，有宜澡洗[2]者，有宜悦愉者，有宜和缓者，有宜水者，有宜火者。种种之法，岂能一也！若非良善精博，难为取愈。其庸下识浅，乱投汤丸，下汗补吐，动使交错[3]，轻者令重，重者令死，举世皆然。

【注释】

[1] 导引：为养生兼治病的一套方法，以肢体运动、呼吸吐纳与自我按摩相结合为特点。导，导气令和；引，引体令柔。

[2] 澡洗：沐浴，盥洗。

[3] 交错：交相错乱。

【语译】大凡疾病的治疗，有适合用汤剂的，有适合用丸剂的，有适合用散剂的，有适合用下法的，有适合用吐法的，有适合用汗法的，有适合用灸法的，有适合用针法的，有适合用补法的，有适合用按摩的，有适合用导引的，有适合用蒸熏熨烫的，有适合用沐浴的，有适合用愉悦心情的，有适合用调和舒缓的，有适合用水法的，有适合用火法的。各种各样的方法，岂能统一！如果不深知熟谙、精通博学，则难以取得良好的治疗效果。那些平庸低下、见识浅陋的人，乱投汤剂丸剂，乱用下汗补吐之法，动辄使得病情交相夹杂错乱，令轻证加重，重证死亡，各地都是如此。

【导读】本段论述了诸治疗方法，强调了因病制方、因病立法的重要性。提出不同的疾病适用不同的剂型和治疗方法，临证不能千篇一律，应辨证施治，否则，"乱投汤丸，下汗补吐，动使交错"，则会导致"轻者令重，重者令死"的后果。由此可见，《中藏经》对药物剂型的选择十分地重视。临床药物剂型的选择是根据疾病的具体情况而定的。疾病不同，临床选择药物的剂型也不同。这一先进的治疗理念值得后世推广学习。

【原文】且汤，可以荡涤脏腑，开通经络，调品[1]阴阳，祛分[2]邪恶，润泽枯朽，悦养皮肤，益充气力，扶助困竭，莫离于汤也。丸，可以逐风冷，破坚癥，消积聚，进饮食，舒荣卫，开关窍，缓缓然参合，无出于丸也。散者，能祛风寒暑湿之气，摅[3]寒湿秽毒之邪，发扬四肢之壅滞，除剪五脏之结伏，开肠和胃，行脉通经，莫过于散也。下则疏豁[4]闭塞，补则益助虚乏，灸则起阴通阳[5]，针则行荣引卫，导引则可以逐客邪[6]于关节，按摩则可以驱浮淫[7]于肌肉，蒸熨辟[8]冷，煖[9]洗生阳，悦愉爽神，和缓安气。

【注释】

[1] 调品：犹调理，调和。

[2] 分：分散，分离。

[3] 摅（shū 书）：发表，发散。

[4] 疏豁：疏通畅达。

[5] 起阴通阳：鼓动阴气，通达阳气。

[6] 客邪：泛指由外侵入人体的邪气。因邪气从外而来，非人体本身所固有，故名。

[7] 浮淫：此指外邪。

[8] 辟：通"避"，躲开，避开。

[9] 煖：瓒本作"澡"。据上文疑是。

【语译】而且，汤剂可以荡涤脏腑积聚，疏通经络气血，调和阴阳，祛除、分散病邪恶毒，润泽枯萎的肌肉，滋养干燥的皮肤，补益虚弱的气力，扶助衰弱的机体，这些都离不开汤剂的作用。丸剂可以驱逐风寒之邪，荡涤坚实的癥疾，消除体内的积聚，增进饮食，舒调营卫，开通关窍，缓缓地参合渗透，对于这些作用，没有哪个剂型比丸剂更突出。散剂能祛除风寒暑湿之邪气，发散寒湿秽毒之外邪，宣散四肢之壅滞，剪除五脏之积结隐伏，疏通肠道，调和胃气，运行脉气，疏通经络，没有比散剂更好的了。下法可疏通畅达闭阻塞滞，补法可补益扶助虚衰乏力，灸法可鼓动阴气通达阳气，针法可运行营气导引卫气，导引可以驱逐关节之外邪，按摩可以驱逐肌肉之外邪，蒸熏熨烫可避开寒邪，澡浴能生发阳气，愉悦心情可使精神清爽，调和舒缓可使正气安和。

【导读】本段论述了各种剂型和治疗方法的作用。告诫人们不同的剂型和治疗方法，其治疗特点、临床功用和适应证是不同的，临证应根据病情辨证选用。本文对各种治疗方法的功用论述非常精当详细，符合临床实际，值得推广借鉴。

【原文】若实而不下，则使人心腹胀满，烦乱，鼓肿[1]。若虚而不补，则使人气血消散，精神耗亡，肌肉脱失，志意昏迷。可汗而不汗，则使人毛孔关塞，闷绝而终。合[2]吐而不吐，则使人结胸[3]上喘，水食不入而死。当灸而不灸，则使人冷气重凝，阴毒内聚，厥气[4]上冲，分逐[5]不散，以致消减。当针而不针，则使人荣卫不行，经络不利，邪渐胜真，冒昧而昏。宜导引而不导引，则使人邪侵关节，固结难通。宜按摩而不按摩，则使人淫随肌肉，久留不消。宜蒸熨而不蒸熨，则使人冷气潜伏，渐成痹厥[6]。宜澡洗而不澡洗，则使人阳气上行，阴邪相害。

不当下而下，则使人开肠荡胃，洞泄[7]不禁。不当汗而汗，则使人肌肉消绝，津液枯耗。不当吐而吐，则使人心神烦乱，脏腑奔冲。不当灸而灸，则使人重伤经络，内蓄炎[8]毒，反害中和，至于不可救。不当针而针，则使人气血散失，关机[9]细缩。不当导引而导引，则使人真气劳败，邪气妄行。不当按摩而按摩，则使人肌肉䐜胀，筋骨舒张。不当蒸熨而蒸熨，则使人阳气遍行，阴气内聚。不当淋洗[10]而淋洗，则使人湿侵皮肤，热生肌体。不当悦愉而悦愉，则使人神失气消，精神不快。不当和缓而和缓，则使人气停意此下赵写本俱缺折，健忘伤志。

【注释】

[1] 鼓肿：即鼓胀。

[2] 合：应该。

[3] 结胸：中医病证名。指邪气郁结于胸中的病证，症见邪气结于胸中，胃脘部位心下痛，按之硬满。

[4] 厥气：即逆气。指逆乱不顺的经气。

[5] 逐：孙本作"遂"，形近致误。据瓒本改。

[6] 痹厥：四肢麻木逆冷的病。

[7] 洞泄：指完谷不化、泻下较剧的病证。

[8] 炎：宽保本作"痰"。可参。

[9] 关机：宽保本作"机关"。疑是。

[10] 淋洗：瓒本眉批云："按淋洗据上文当作澡洗。"可从。

【语译】倘若邪实而不用下法，则使人心腹胀满，烦乱，鼓胀。倘若体虚却不用补法，则使人气血消散，精神耗亡，肌肉削减，神志昏迷。可以用汗法却不发汗，则使人毛孔闭塞，气机闷绝而死。应该用吐法却不涌吐，则使人结胸气逆喘促，饮食不进而死亡。应当用灸法却不施灸，则使人冷气凝结，阴毒内聚，气机逆乱上冲，分离驱逐不散，从而导致气消形减。当用针刺法却不针刺，则使人营卫之气不周流，经络之气不畅通，邪气渐渐克伐真气，头晕目花而昏沉。适合导引却不导引，则使邪气侵袭人体关节，关节气血固结不通。应按摩却不按摩，则使外邪侵淫人体肌肉，日久不能消散。应蒸熏熨烫却不蒸熏熨烫，则使阴冷之邪潜伏体内，渐渐形成痹证厥证。应温浴却不温浴，则使人阳气上行，阴邪相侵。

不当用下法却用下法，则使人肠胃荡涤，洞泄不止。不当用汗法却用汗法，则使人肌肉消瘦，津液枯竭。不当用吐法却用吐法，则使人心神烦乱，脏腑之气向上冲逆。不当用灸法却施用灸法，则使人经络大伤，火毒内蕴，反害中和之气，甚至不可救治。不当用针刺法却用针刺，则使人气血散失，关节细弱萎缩。不当导引却导引，则使人真气劳损衰败，邪气妄行。

不当用按摩却按摩，则使人肌肉肿胀，筋骨舒缓松散。不当蒸熏熨烫却蒸熏熨烫，则使人阳气遍体散发，阴气向内聚积。不当淋洗却淋洗，则使湿邪侵袭皮肤，肌体生热。不当愉悦心情却愉悦心情，则使人神失气消，精神不悦。不当和调舒缓却和调舒缓，则使人气滞意挫，健忘伤志。

【导读】 本段论述了诸治法当用与不当用，及不当用而用之的危害，进一步说明了临床辨证施治的重要性，告诫医生临证应精细详察。

【原文】 大凡治疗，要合其宜，脉状病候，少陈[1]于后。凡脉不紧数，则勿发其汗。脉不疾数，不可以下。心胸不闭，尺脉微弱，不可以吐。关节不急，荣卫不壅，不可以针。阴气不盛，阳气不衰，勿灸。内无客邪，勿导引。外无淫气，勿按摩。皮肤不痹，勿蒸熨。肌内[2]不寒，勿暖[3]洗。神不凝迷，勿悦愉。气不急奔，勿和缓。顺此者生，逆此者死耳。脉病之法，备说在前。

【注释】

[1] 陈：陈列，陈述。

[2] 内：医统本作"肉"。疑是。

[3] 暖：瓒本作"澡"。据上文疑是。

【语译】 大凡治疗，要适合病证所宜。各种脉状病候，略陈述于后。凡脉来不紧数，则不要给患者发汗。脉来不疾数，不可以用下法。心胸不闭塞，尺脉微弱，不可以用吐法。关节不拘急，营卫不壅塞，不可以用针刺法。阴气不盛，阳气不衰，不要用灸法。体内没有邪气侵袭，不要用导引。体表没有邪气浸淫，不要用按摩。皮肤不麻木疼痛，不要用蒸熏熨烫。肌肉不觉寒冷，不要用温浴。神志不呆滞迷离，不要用愉悦心情的方法。气不急速上逆，不要用和调舒缓的方法。遵循这些原则预后就好，违背这些原则预后就差。脉象证候的诊断方法，已经详说在前面各篇了。

【导读】 本段进一步论述了诸治法的应用原则及其禁忌证，提出了"大凡治疗，要合其宜"的治疗原则。临床治疗之法，用之当与不当，宜与不宜，乃医家所必须熟知的。本论列举十七法，论述中肯详细，条理分明，若能得其真谛，操持在握，临证则运用如神矣。

论诊杂病必死候第四十八

本篇论述了杂病难治之脉候，故题曰"论诊杂病必死候"。

【原文】夫人生气健壮者，外色光华[1]，内脉平调[2]。五脏六腑之气消耗，则脉无所依，色无所泽，如是者百无一生。虽能饮食行立，而端然不悟[3]，不知死之逼矣，实为痛也[4]！其大法列之于后。

【注释】

[1] 光华：光鲜华丽。

[2] 平调：协调，调和。

[3] 端然不悟：即全然不知其意。

[4] 也：孙本无，据医统本补。依上下文字义亦当如此。

【语译】大凡生命之气强健壮盛者，则体表肌肤色泽光鲜华丽，体内血脉运行和调。五脏六腑之精气消耗，则血脉无所依附，肤色无所润泽，像这样的情况则百无一生。虽然能够饮水进食和行走站立，但却全然不能觉察，不知死神已经逼近，确实令人痛惜啊！诊断死候的方法列述在后面。

【导读】本段论述了脉候生死之别及诊死候的重要性。体表肌肤的色泽变化及内在血脉的运行状态反映了人体五脏六腑的精气盛衰，故望诊、切脉所得之脉候变化可决死生，临床掌握诊断死候的方法就非常重要。

【原文】病瞪目[1]引水，心下牢满，其脉濡而微者死。

病[2]吐衄泻血，其脉浮大牢数者死。

病妄言、身热、手足冷，其脉细微者死。

病大泄不止，其脉紧大而滑者死。

病头目痛，其脉涩短者死。

病腹中痛，其脉浮大而长者死。

病腹中痛而喘，其脉滑而利，数而紧者死。

病四逆[3]者，其脉浮大而短者死。

病耳无闻，其脉浮大而涩者死。

病脑痛，其脉缓而大者死。

左痛右痛，上痛下痛者死[4]。

下痛[5]而脉病者死。

病厥逆，呼之不应，脉绝者死。

病人脉宜大，反小者死。

肥人脉细欲绝者死。

瘦人脉躁者死。

人脉本滑利，而反涩者死。

人脉本长，而反短者死。

人[6]尺脉上应寸口太迟者死。

温病，三四日未汗，脉太疾者死。

温病，脉细微而往来不快，胸中闭者死。

温病，发热甚，脉反细小[7]者死。

病甚，脉往来不调者死。

温病，腹中痛、下痢者死。

温病，汗不出，出不至足者死。

病疟[8]，腰脊强急、瘛疭[9]者死。

病心腹胀满、痛不止，脉坚大洪者死。

痢血不止，身热，脉数者死。

病腹满、四逆，脉长者死。

热病七八日，汗当出反不出，脉绝者死。

热病七八日，不汗，躁狂、口舌焦黑，脉反细弱者死。

热病，未汗出，而脉大盛者死。

热病，汗出而脉未尽[10]，往来转大者死。

病咳嗽，脉数身瘦者死。

暴咳嗽，脉散者死。

病咳，形肥，脉急甚者死。

病嗽而呕，便滑不禁，脉弦欲绝者死。

病诸嗽喘，脉沉而浮[11]者死。

病上气，脉数者死。

病肌热、形瘦、脱肛[12]、热不去，脉甚紧急者死。

病肠澼[13]，转筋[14]，脉极数者死。

病中风、痿疾[15]不仁，脉紧急者死。

病上喘气急，四匝[16]脉涩者死。

病寒热、瘛疭，脉大者死。

病金疮[17]，血不止，脉大者死。

病坠损内伤，脉小弱者死。

病伤寒[18]，身热甚，脉反小者死。

病厥逆，汗出，脉虚而缓者死。

病洞泄，不下食，脉急者死。

病肠澼，下白脓者死。

病肠澼，下脓血，脉悬绝[19]者死。

病肠澼，下脓血，身有寒，脉绝者死。

病咳嗽，脉沉坚者死。

病肠中有积聚[20]，脉虚弱者死。

病水气[21]，脉微而小者死。

病水胀[22]如鼓，脉虚小涩者死。

病泄注[23]，脉浮大而滑者死。

病内外俱虚，卧不得安、身冷、脉细微、呕而不入食者死。

病冷气上攻，脉逆而涩者死。

卒死，脉坚而细微者死。

热病三五日，头痛、身热、食如故，脉直而疾者，八日死。

久病，脉实者死。

又虚缓、虚微、虚滑、弦急者死。

卒病，脉弦而数者死。

凡此凶脉，十死十，百死百，不可治也。

【注释】

[1]瞪（dèng 凳）目：睁大眼睛，睁眼愣视。

[2]病：孙本作“论”。据瓒本、医统本、宽保本改。依上下文例亦当如此。

[3]四逆：此指四肢厥逆。

[4]左痛右痛，上痛下痛者死：《脉经》卷

五作"左有病而右痛，右有病而左痛，下有病而上痛，上有病而下痛，此为逆，逆者死，不可治"。

[5] 下痛：疑为"不病"之误。《脉经》卷五作"脉病人不病者死。"可参。

[6] 人：疑为"下"字之误。

[7] 细小：孙本作"小死"。据医统本改。

[8] 疟：古病名，即疟疾，是指以寒战、高热、汗出并周期性发作为特征的一种传染病。

[9] 瘛疭（chì zòng 赤纵）：手足抽搐，痉挛，抽风。

[10] 尽：疑为"静"字之误。《脉经》卷四作"热病已得汗，脉静安者生，脉躁者难治"。可参。

[11] 浮：疑为"涩"字之误。

[12] 脱肛：病证名。又名州出、截肠，是指直肠或直肠黏膜脱出。

[13] 肠澼：古病名。指下痢脓血的痢疾等病。

[14] 转筋：病证名，俗称抽筋。症见肢体筋脉牵掣拘挛，如扭转急痛。常见于小腿腓肠肌。

[15] 疾：瓒本、医统本作"躄"，宽保本作"厥"。可参。

[16] 四匝（zā 咂）：四周，此指两寸口、两趺阳。又，医统本作"四肢寒"。

[17] 金疮：指刀箭等金属器械造成的伤口。

[18] 伤寒：病名，外感热病的总称。

[19] 悬绝：谓脉象虚悬若无。

[20] 积聚：病名，是指腹内结块，或痛或胀的病证。积属有形，结块固定不移，痛有定处，病在血分，是为脏病；聚属无形，包块聚散无常，痛无定处，病在气分，是为腑病。因积与聚关系密切，故两者往往并称。

[21] 水气：泛指各类水肿病。

[22] 水胀：病名。指水液潴留而致胀满的

病证。

[23] 泄注：病证名。最早见于《素问·气交变大论篇》。即水泻，又称注泄、注下，泄下如水注状。

【语译】患睛大双眼注视、饮水不止、心下坚实胀满的病证，其脉来濡而且微的，主死。

患吐血、衄血、泻血的病证，其脉来浮、大、牢、数的，主死。

患谵语妄言、身热而手足反逆冷的病证，其脉来细微的，主死。

患大泄不止的病证，其脉来紧大而滑的，主死。

患头目疼痛的病证，其脉来短涩的，主死。

患腹中疼痛的病证，其脉来浮大而长的，主死。

患腹部疼痛而且喘促的病证，其脉来滑利或数紧的，主死。

患四肢厥逆的病证，其脉来浮大而短的，主死。

患双耳突然听力下降的病证，其脉来浮大而涩的，主死。

患脑中疼痛的病证，其脉来缓而大的，主死。

患右侧有病而左侧疼痛，左侧有病而右侧疼痛，下部有病而上部疼痛，上部有病而下部疼痛的病证，主死。

不病但出现病脉的，主死。

患四肢厥逆，呼喊不回应，又无脉应指的，主死。

患者脉应大，反而脉小的，主死。

身形肥胖之人，脉来微细欲绝的，主死。

身形瘦小之人，脉来急躁的，主死。

脉本当滑利之人，却反而见涩脉的，主死。

脉本当为长脉之人，却反而见短脉的，主死。

下尺脉与上寸口脉相应搏动的间隔太长的，主死。

患温病，三四日未出汗，脉来疾急的，主死。

患温病，脉细微而又往来不流利，胸闷闭塞的，主死。

患温病，发热重，脉来反细小的，主死。

病重，脉往来节律不均匀的，主死。

患温病，腹中疼痛、卜痢的，主死。

患温病，汗不得出，即使出汗也未见汗出至足的，主死。

患疟疾，腰背强直拘急、抽搐的，主死。

患心腹胀满、疼痛不止，脉来坚大而洪的，主死。

患下痢便血不止，身发热，脉数的，主死。

患腹满、四肢厥逆的病证，脉长的，主死。

患热病七八日，当汗出而反不出汗，又无脉应指的，主死。

患热病七八日，不出汗、发躁狂、口舌干焦色黑，脉反细弱的，主死。

患热病，未见汗出，而脉来盛大的，主死。

患热病，汗已出而脉未静，反而转成大脉的，主死。

患咳嗽，脉数、身瘦的，主死。

突发咳嗽，脉散的，主死。

患咳病，身形肥胖，脉来甚急的，主死。

患咳嗽而又呕吐，大便泄泻不止，脉弦欲绝的，主死。

患各种咳嗽气喘的病证，脉来沉而涩的，主死。

患咳逆上气的病证，脉数的，主死。

患肌肤发热、形体消瘦、脱肛的病证，热不消退，脉来紧而急的，主死。

患痢疾，小腿转筋，脉来极数的，主死。

患中风、痿证，肢体麻木不仁，脉来紧而急的，主死。

患气逆喘急的病证，两寸口两跗阳脉涩的，主死。

患恶寒发热、抽搐的病证，脉大的，主死。

患刀箭伤所致的金疮，出血不止，脉大的，主死。

患跌打所致的内伤，脉来弱小的，主死。

患伤寒，发热重，脉反而小的，主死。

患厥逆，出汗，脉来虚而缓的，主死。

患洞泄不止、食物不消化的病证，脉急的，主死。

患痢疾，泻下白色脓液的，主死。

患痢疾，便下脓血，又脉来虚悬若无的，主死。

患痢疾，便下脓血，身发寒，脉绝

的，主死。

患咳嗽，脉来沉坚的，主死。

患肠中有积聚的病证，脉来虚弱的，主死。

患水肿，脉来微而小的，主死。

患水肿，腹大如鼓，脉来虚小而涩的，主死。

患泄泻、下痢，脉来浮大而滑的，主死。

患内外皆虚的病证，睡卧不安、身冷、脉细微、呕吐而又不能进食的，主死。

患寒气上冲的病证，脉来逆乱而又涩的，主死。

暴厥猝死，脉来坚而又细微的，主死。

患热病三五日，头痛、身热、进食如常、脉来直硬而急的，主八日内死。

患病日久，脉实的，主死。

患病日久，又脉来虚缓、虚微、虚滑、弦急的，也主死。

突然发病，脉来弦而数的，主死。

凡见上列各种凶险的脉象，可以预断十死十，百死百，不可治愈了。

【导读】 本段论述了六十四种杂病必死脉候。论中杂病，包括热病（温病），应指诸病而言。所论六十四种杂病必死脉候内容丰富，条理清晰，切合临床，确为卓识效验，值得深入探究。文中内容大部分又见于《脉经》卷五《扁鹊诊诸反逆死脉要诀第五》，《脉经》卷五《诊百病死生决第七》，及《备急千金要方》卷二十八《扁鹊诊诸反逆死脉要诀第十四》。同一决死生之法，《脉经》《备急千金要方》所论均冠以扁鹊，此则托名于华佗，由此可见，此决生死之法，可能源于上古某一医经，而经扁鹊、华佗传于世焉。

察声色形证决死法第四十九

本篇论述了凭患者声音、色泽、形体、气味以辨析、诊断、预后之基本方法，故题曰"察声色形证决死法"。

【原文】 凡人五脏六腑，荣卫关窍，宜平生[1]气血顺度[2]，循环无终，是为不病之本。若有缺绝，则祸必来矣。要在临病之时，存神[3]内想，息气内观[4]，心不妄视，著意精察，方能通神明，探幽微，断死决生，千无一误。死之征兆，具之于后。

【注释】

[1] 平生：终身，一生。

[2] 度：法则，规律。

[3] 存神：又可称为思神、存思、存想、冥想。即存养精神，保全精神。

[4] 内观：内视。即"内视返听"五脏六腑，观察疾病发生的原因。

【语译】 大凡人的五脏六腑，营卫关窍，气血一生都应有序运行，循环不息，这是人体不病的根本。假若气血在运行中出现亏损或脱失，那么，灾祸就必然来临了。医者要在临证之际，集中精神，深入思考，调匀气息，内视病由，心无杂念，目不斜视，注意病情，精察脉候，才能通晓神明，探幽索微，决断生死，万无一失。主死的证候征兆，具体列在后面。

【导读】本段论述了医者临证决生死的基本要求。提出医生"要在临病之时，存神内想，息气内观，心不妄视，著意精察，方能通神明，探幽微，断死决生"，这一要求，与《内经》理论一脉相承。《素问·宝命全形论篇》即指出："如临深渊，手如握虎，神无营于众物。"强调医者在诊断病情到实施针刺的整个过程，必须做到集中精力，沉静心灵，全以神运，方为至高境界。

【原文】黑色起于耳目鼻上，渐入于口者死。

赤色见于耳目额者，五日死。

黑白色入口鼻目中者，五日死。

黑或如马肝色，望之如青，近则如黑者死。

张口如鱼，出气不反者死。

循摸衣缝者死。

妄语错乱及不能语者死；热病即不死。

尸臭不可近者死。

面目直视者死。

肩息[1]者，一日死。

面青人中反者，三日死。

面无光，牙齿黑者死。

面青目黑者死。

面白目黑者，十日死。

面赤眼黄，即时死。

面黑目白者，八[2]日死。

面青目黄者，五日死。

眉系倾者，七日死。

齿忽黑色者，三十日死。

发直者，十五日死。

遗尿不觉者，五六日死。

唇口乍干黑者死。

爪甲青黑色死。

头目久痛，卒视不明者死。

舌卷卵缩[3]者死。

面黑直视者死。

面青、目白者死。

面黄目白者死。

面目俱白者死。

面目青黑者死。

面青、唇黑者死。

发如麻，喜怒不调者死。

发眉[4]如冲起者死。

面色黑，胁满不能反侧者死。

面色苍黑，卒肿者死。

掌肿无纹，脐肿出，囊茎俱肿者死。

手足爪甲肉黑色者死。

汗出不流[5]者死。

唇反人中满者死。

阴阳俱绝[6]，目眶陷者死。

五脏内外绝[7]，神气不守，其声嘶者死。

阳绝阴结[8]，精神恍惚，撮空裂衣者死。

阴阳俱闭[9]，失音者死。

荣卫耗散，面目浮肿者死。

心绝于肾[10]，肩息，回眄[11]目直者，一日死。

肺绝则气去不反，口如鱼口者，三日死。

骨绝，腰脊痛，肾中重，不可反侧，足膝后平者，五日死。

肾绝，大[12]便赤涩，下血，耳干，脚浮，舌肿者，六日死。又曰，足肿者九日死。

脾绝，口冷，足肿，胀泄不觉者，十二日死。

筋绝，魂惊，虚恐，手足爪甲青，呼骂不休者，八九日死。

肝绝，汗出如水，恐惧不安，伏卧，目直面青者，八日死。又曰，即时死。

胃绝，齿落，面黄者，七日死。又曰，十日死。

凡此，察听之，更须详酌者矣。

【注释】

[1] 肩息：证名。抬肩以助呼吸之状。多见于严重呼吸困难者。

[2] 八：医统本作"十"。

[3] 卵缩：证名。阴囊上缩之证，又称囊缩。足厥阴肝经病变所致。

[4] 眉：孙本作"肩"，形近致误，据瓒本改。

[5] 汗出不流：指汗出黏腻不爽。

[6] 阴阳俱绝：阴阳之气均损耗衰竭。

[7] 五脏内外绝：指五脏真气竭绝于内，五脏色脉竭绝于外。

[8] 阳绝阴结：指阳气竭绝、阴气枯竭。

[9] 阴阳俱闭：阴阳之气阻闭不通。

[10] 于肾：疑衍。

[11] 回眄（miǎn 勉）：黑睛向上反视。

[12] 大：疑为"小"字之误。

【语译】从耳目鼻上开始出现黑色，然后渐渐侵入到嘴唇和口腔的，主死。

在耳目和额部出现赤色的，主五日死。

在口鼻目出现黑色或白色的，主五日内死。

色黑或如马肝脏的颜色，远望色青，近看色黑的，主死。

口张开像鱼嘴一样，只见呼气不见吸气的，主死。

反复地抚摸衣物边缘缝隙的，主死。

狂言、乱语、错语以及不能言语的，主死；属热病所致的就不主死。

身体发出尸臭，使人不能接近的，主死。

两目向前直视的，主死。

呼吸时抬高双肩的，主一日内死。

面色发青，人中翻转的，主三日内死。

面无光泽，牙齿色黑的，主死。

面色发青，两目色黑的，主死。

面色发白，两目色黑的，主十日内死。

面色发赤，两目色黄的，主即时死。

面色发黑，两目色白的，主八日内死。

面色发青，两目色黄的，主五日

内死。

眉、睫、眼都低垂倾倒的，主七日内死。

牙齿忽然变成黑色的，主三十日内死。

头发竖直的，主十五日内死。

遗尿而自己不能觉察的，主五六日内死。

唇口突然干枯色黑的，主死。

爪甲呈青黑色的，主死。

头目疼痛已久，猝然视物不清的，主死。

舌体卷曲，阴囊挛缩的，主死。

面色发黑，两目直视的，主死。

面色发青，两目色白的，主死。

面色发黄，两目色白的，主死。

面部、两目均色白的，主死。

面部、两目均呈青黑色的，主死。

面色发青，嘴唇发黑的，主死。

头发乱如麻，喜怒无常的，主死。

头发、眉毛像冲起一样竖立的，主死。

面色发黑，胁下胀满，不能转侧的，主死。

面色苍黑，猝然发肿的，主死。

手掌肿胀，掌纹不显，脐部肿大突出，阴囊、阴茎都肿大的，主死。

手、足爪甲中的肉呈黑色的，主死。

汗出黏腻，流出不爽的，主死。

嘴唇翻转，人中平满的，主死。

阴阳俱绝，目眶下陷的，主死。

五脏内外之气竭绝，精神不能内守，言语声音嘶哑的，主死。

阳绝阴结，精神恍惚，撮空理线，撕裂衣物的，主死。

阴阳俱闭，不能发声的，主死。

营卫气血耗散，面目浮肿的，主死。

心气绝，呼吸抬肩，黑睛向上反视或双目向前直视的，主一日内死。

肺气绝则气出不返，口开如鱼口的，主三日内死。

骨气绝，腰背疼痛，肾区沉重，不可转侧，足膝后部平满的，主五日内死。

肾气绝，小便赤涩，尿血，耳轮干枯，足部浮肿，舌体肿胀的，主六日内死。另外，足部肿大的，主九日内死。

脾气绝，口中冷，足部浮肿，腹胀泄泻而自己不能觉察的，主十二日内死。

筋气绝，神魂惊惧，自觉恐慌，手足爪甲发青，呼喊叫骂不止的，主八、九日内死。

肝气绝，汗出如水，恐惧不安，俯卧，双目发直，面色发青的，主八日内死。又有说法为当时即死。

胃气绝，牙齿脱落，面色发黄，主七日内死。又有说法为主十日内死。

所有这些，要细察详听，更须详细斟酌辨析啊。

【导读】本段论述了诸决死法共计五十二条，涉及从声音、色泽、形体、气息动态等方面辨析、诊断、预后疾病之基本方法，所论内容亦见于《脉经》及《备急千金要方》，后世《儒门事亲》亦援引之，文字虽微有不同，但其旨实无大异。患者声、色、形证变化，反映了五脏功能的盛衰，临床诊察必须详酌，如此才能以决死生。

卷　下

疗诸病药方六十道[1]

万应丸

【原文】甘遂三两　芫花三[2]两　大戟三[3]两　大黄三两[4]　三棱三两　巴豆二两，和皮[5]　干漆二两，炒　蓬木[6]二两　当归五[7]两　桑皮二两　硼[8]砂三两　泽泻八[9]两　山栀仁二两　槟榔一[10]两　木通一两　雷丸一两　诃子一两　黑牵牛五[11]两　五灵脂五两　皂角七定，去皮弦

上件二十味，剉碎，洗净。入米醋二斗[12]，浸三日。入银[13]器或石[14]器内慢火熬，令醋尽。焙干焦，再炒为黄色，存性，入后药。

木香一两　丁香一两　肉桂一两，去皮　肉豆[15]一两　白术一[16]两　黄芪一[17]两　没药一两　附子一两，炮，去皮脐[18]　茯苓[19]一两　赤芍药一[20]两　川芎二两　牡丹皮二[21]两　白牵牛二两　干姜二两　陈皮二两　芸台二两，炒　地黄[22]三两　鳖甲三两，醋炙　青皮三两　南星二两，浆水煮软，切，焙

上二十味，通前共四十味，同杵，罗为末，醋煮，面糊为丸如绿豆大。用度谨具如下。合[23]时须在一净室中，先严洁斋心[24]，涤滤[25]焚香，精诚恳[26]诸方圣者以助药力，尤效速也。

【注释】

[1] 疗诸病药方六十道：自"治白疔憎寒、喘急、昏冒方"至"治青疔方"的八道方原在中卷四十论，孙本移至下卷末，所以药方实数为六十八道。

[2] 三：赵本作"二"。

[3] 三：赵本、医统本作"二"。

[4] 两：医统本、宽保本此下有"煨"字。

[5] 和皮：医统本作"去皮"。

[6] 蓬木：赵本作"蓬术"，当是。又，医统本、宽保本作"蓬莪茂"。

[7] 五：赵本作"三"。

[8] 硼：赵本作"蹦"；宽保本作"砸"。

[9] 八：赵本、医统本作"二"。

[10] 一：赵本作"二"。

[11] 五：赵本作"三"。

[12] 斗：医统本、宽保本作"升"。

[13] 银：赵本作"金"。

[14] 石：赵本作"银"。

[15] 肉豆：医统本、宽保本作"肉豆蔻"，可从。

[16] 一：赵本作"二"。

[17] 一：赵本作"四"。

[18] 皮脐：赵本此下有"人参三两"。

[19] 茯苓：医统本、宽保本作"赤茯苓"。

[20] 一：赵本作"二"。

[21] 二：赵本作"一"。

[22] 地黄：医统本、宽保本作"熟地黄酒浸一宿"。

[23] 合：调配。

[24] 斋心：诚心斋戒。

[25] 涤滤：消除私心杂念。

[26] 恳：恳求。

【语译】（略）

以上药二十味，锉碎，洗净。入米醋二升，浸泡三日。入银器或石器内慢火煎熬，一直熬至醋尽。焙至干焦，再炒为黄色，存性。加入以下药物。

（略）

以上二十味，合前述共计四十味，同杵，箩为末，用醋煮，面糊为丸如绿豆大。用法注意事项如下。调配药物时必须在一干净宁静的房间里，首先严格要求自己诚心斋戒，排除一切私心杂念，焚香，精诚恳求各方神圣以助药力，这样就更能取得速效。

【导读】 本段论述了万应丸的组成、制作方法。本方组成药味数较多，但细究其方，并非简单的药物堆砌，而是配伍非常严谨。方中破气药、破血药、逐水药、祛痰药、消食药、驱虫药同时应用，补气药、养血药、滋阴药、助阳药配伍并用，既是为气、血、水、痰、食、虫积而设，又不忘气血阴阳并补，以防诸峻猛药伤正。该方药性峻猛，药量较大，药味数多，作用全面，补虚泻实并施，临证可用于治疗癥瘕、积聚等疑难重病，尤其是虚实夹杂者。段末强调调配药物时，"须在一净室中，先严洁斋心，涤滤焚香，精诚恳诸方圣者以助药力"，认为这样"尤效速也"，虽属古人迷信的做法，但其主旨其实是要求调配药物时做到专心，操作规范，值得后人借鉴。

【原文】 结胸[1]伤寒，用油浆水下七丸，当逐下恶物。如人行二十里，未动再服[2]。多年积结[3]，殢食[4]，癥块[5]，临卧水下三丸至五丸。每夜服之，病即止。如记得因伤物作积，即随所伤物下七丸小儿、妊妇、老人勿服。

水气，通身肿黄者，茯苓汤下五丸，日二服。水消为度。如要消酒、进食，生姜汤下一丸。

食后腹中一切痛，醋汤下七丸。

膈气噎病[6]，丁香汤下三丸夜一服。

因伤盛[7]劳，鳖甲汤下七[8]丸日三服。渐安，减服。

小肠疝癖[9]气，茴香汤下三丸。

大小便不通，蜜汤下五丸未通，加至七丸。

九种心痛[10]，茱萸汤下五丸立止。

尸疰[11]走痛，木瓜汤下三丸。

脚气[12]，石楠汤下五丸每日食前服。

卒死[13]气未绝，小便化七丸，灌之立活。

产后血不行，当归酒下三丸。

血晕[14]、血迷、血盏[15]、血痫[16]、血胀[17]、血刺、血块、血积[18]、血癥[19]、血瘕[20]，并用当归酒下二丸逐日服。

难产[21]、横倒[22]，榆白皮汤下二丸。

胎衣[23]不下，烧秤锤通红，以酒淬[24]之，带热下二丸。惟孕妇患不可服，产急难，方可服之。

脾泻血痢，干姜汤下一丸。

赤白痢[25]，甘草干姜汤下一丸。

赤痢，甘草汤下一丸。

白痢[26]，干姜汤下一丸。

胃冷吐逆，并反胃[27]吐食，丁香汤下二丸。

卒心腹痛不可忍者，热醋盐汤下三丸。

如常，服一丸。临卧，茶清下。

五烂[28]疾，牛乳下一丸每日二服。

如发疟[29]时，童子小便、酒下十丸。化开灌之，吐利即愈。其效如神。

【注释】

[1] 结胸：病证名。指邪气郁结于胸中的病证，症见邪气结于胸中，胃脘部位心下痛，按之硬满。

[2] 再服：据文义应排为正文。

[3] 积结：积块结聚。

[4] 瘀（yè页）食：停留积聚已久的食物。

[5] 癥块：肿块坚硬不移动，痛有定处。

[6] 膈气噎病：病证名。首见于本篇。即膈噎，又称噎膈。症见饮食吞咽受阻，或食入即吐。

[7] 盛：赵本作"成"，可从。

[8] 七：赵本作"一"。

[9] 痃癖（xuán pǐ 玄痞）：古病名。首出于本篇，又见于《外台秘要》卷十三。泛指脐腹部及胁肋下的积块。

[10] 九种心痛：首见于《金匮要略·胸痹心痛短气病脉证治》。但后世有多种概括，如《备急千金要方》指虫心痛、注心痛、风心痛、悸心痛、食心痛、饮心痛、冷心痛、热心痛、来去心痛。

[11] 尸疰：病名。又称"痨瘵""肺痨病""传尸""鬼疰"等。临床表现为咳嗽、咳痰、咯血、盗汗、潮热、颧红、消瘦等，具有传染性。

[12] 脚气：病名。又名缓风、壅疾、脚弱。其证先见腿脚麻木，酸痛，软弱无力，或挛急，或肿胀，或萎枯，或发热，进而入腹攻心，小腹不仁，呕吐不食，心悸，胸闷，气喘，神志恍惚，言语错乱等。

[13] 卒死：突然死亡，又称暴死。

[14] 血晕：病名。首见于本篇。即产后眩晕。

[15] 血盏：病名。首见于本篇。又见于《石室秘录·内伤门》，称血臌。症见腹部膨隆，青筋曲张，大便色黑，或见吐衄。

[16] 血痢：病名。首见于本篇。又见于《诸病源候论·痢病诸候》。症见痢下夹血或下纯血，又称赤痢。

[17] 血胀：鼓胀之一。症见烦躁惊狂，痛闷喘息，虚汗厥逆，小便多，大便黑等。

[18] 血积：病名。首见于本篇。又见《儒门事亲·五积六聚》。症见脘腹或胁下有块不移，时常疼痛，面色暗黑，腹部青筋显露，大便呈

黑色。

[19] 血癥：古病名。首见于本篇。又见《杂病源流犀烛·积聚癥瘕痃癖痞源流》。症见腹部可触及肿块，固着不移，质硬，疼痛。

[20] 血瘕：古病名。首见于《素问·阴阳类论篇》。症见妇女腹生肿块，时聚时散，时痛时缓。

[21] 难产：病名。首见于本篇。又见于《肘后备急方》。指胎儿娩出发生困难，是各种异产的总称。

[22] 横倒：横生倒产的合称。首见于本篇。又见于《诸病源候论》。症见分娩时婴儿手先下，即横生；或婴儿臀部或婴儿足先下，即倒产。

[23] 胎衣：也称胞衣、衣胞，是胎盘和胎膜的统称。

[24] 淬：是将药物煅烧红后，迅速投入冷水或液体辅料中，使其酥脆的方法。淬后不仅易于粉碎，且辅料被其吸收，可发挥预期疗效。

[25] 赤白痢：病名。首见于本篇。又见于《诸病源候论·痢病诸候》。症见下痢黏冻脓血，赤白相杂。

[26] 白痢：病名。首见于本篇，又见于《宣明论方·痢门》。症见痢下白色黏冻或脓液。

[27] 反胃：病名。亦称翻胃、胃反，指食下良久复出，或隔宿吐出者。

[28] 烂：赵本作"痫"，疑是。

[29] 疟：病名。又称疟疾，指以间歇性寒战、高热、出汗为特征的一种传染病。

【语译】结胸伤寒病，用油浆水送下七丸，应当有恶秽之物排出。如果服药后在步行约二十里的时间内还未见动静，就再服一次。有多年积块结聚，或停聚已久的食物、肿块，临卧时开水送服三至五丸。坚持每夜服药，病就能痊愈。如记得因伤于某物导致积聚，即用所伤之物送服七丸。小儿、妊娠妇女、老人勿服。

水气病，全身浮肿发黄的，用茯苓汤送服五丸，每日二次。以水肿消除为度。如要醒酒、进食，生姜汤送服一丸。

食后腹中一切疼痛，用醋汤送服七丸。

膈气噎病，用丁香汤送服三丸。每夜服一次。

因伤成劳，用鳖甲煎汤送服七丸。每日服三次，病情缓解后，减服。

小肠疝癖气，用茴香汤送服三丸。

大小便不通，用蜜汤送服五丸。未通，加至七丸。

九种心痛，用茱萸汤送服五丸。立止。

尸疰痛，用木瓜汤送服三丸。

脚气，用石楠汤送服五丸。每日食前服。

突然昏死气未绝，用童便化开七丸，灌服即可救活。

产后血不行，用当归酒送服三丸。

血晕、血迷、血蛊、血痢、血胀、血刺、血块、血积、血癥、血瘕，都用当归酒送服二丸。逐日服。

难产、横生倒产，榆白皮汤送服二丸。

胎衣不下，将秤锤烧红，再用酒淬之，用淬后的热酒送服二丸。只是孕妇不可服，当紧急难产时，方可服用。

脾泻血痢，用干姜汤送服一丸。

赤白痢，用甘草干姜汤送服一丸。

赤痢，用甘草汤送服一丸。

白痢，用干姜汤送服一丸。

胃冷吐逆，并见反胃吐食，用丁香汤送服二丸。

突然心腹疼痛不可忍受的，用热醋盐汤送服三丸。

平时，服一丸，临卧时用清茶送服。

五痫疾，用牛乳送服一丸。每日服二次。

如疟疾发作时，用童便、酒送服十丸。化开，灌服，患者服后呕吐、泄泻即可转愈。其效如神。

【导读】 本段论述了万应丸的临床应用，认为该药可用于结胸伤寒、癥瘕积聚、水气、食后腹中一切痛、膈气噎病、因伤成劳、小肠疝癖气、大小便不通、心痛、尸疰、脚气、血晕、血迷、血蛊、血痢、血胀、血刺、血块、血积、血癥、血瘕、难产、痢疾等众多疾病，并详细阐述了不同疾病用不同的汤水送服，且剂量不同，如治疗水气，通身肿黄者用茯苓汤下五丸；治疗食后腹中一切痛，用醋汤下七丸；治疗膈气噎病，用丁香汤下三丸等，这种精确的做法体现了中医辨证论治的思想，值得后人学习、研究、借鉴。

疗万病六神丹

【原文】 雄黄一两，研　矾石一两，烧　巴豆一两，去皮　附子一两，炮　藜芦三两　朱砂二两[1]，一两别研，一两为衣[2]

上为末，炼蜜为丸如小豆大，一等作黍米大。男子百疾，以饮服二丸。小儿量度与小者服。得利即差。

【注释】

[1] 两：赵本作"斤"。

[2] 一两别研，一两为衣：赵本作"以砂铺器底，将药隔开，微火炙之，三日配药，为末，带黄即换"。

【语译】（略）

以上各药研细为末，炼蜜为丸如小豆大，一等做成黍米大。男子诸种疾病，用米汤送服两丸。小儿应量度，给予小量服用。服后泄泻即可转愈。

【导读】 本段论述了疗万病六神丹的组成、制作方法及临床应用。方中雄黄、矾石、巴豆、附子、藜芦、朱砂均为药性峻猛或有毒之品，临证运用应注意把握适应证。对于小儿用量，文中提出应"量度与小者服"，值得临床推广借鉴应用。

安息香丸

【原文】 治传尸、肺痿[1]、骨蒸[2]、鬼疰、卒心腹疼、霍乱[3]、吐泻、时气[4]、瘴疟[5]、五利、血闭[6]、痃癖、疔肿、惊邪诸疾。

安息香　木香　麝香　犀角　沉香　丁香　檀香　香附子　柯子　朱砂　白术　荜茇以上各一两　乳香　龙脑　苏合香以上各半两

上为末，炼蜜成剂，杵[7]一千下，丸如桐子大。新汲水[8]化下四丸，老幼皆一丸。以绛囊子[9]盛一丸，弹子大，悬衣，辟邪毒魍魉[10]甚妙。合时，忌鸡、犬、妇人见之。

【注释】

[1] 肺痿：病名。是指肺叶痿弱不用，临床以咳吐浊唾涎沫为症状。

[2] 骨蒸：病证名。首见于本篇，又见于《诸病源候论·虚劳骨蒸候》。自感内如蒸，潮热而无力。

[3] 霍乱：病名。首见于《灵枢·五乱》。症见突然起病，大吐大泻，烦闷不舒。

[4] 时气：病名。首见于本篇，又见于《肘后备急方》，称"天行"，又见于《温疫论》，称时行"戾气"。泛指季节性流行病。

[5] 瘴疟：古病名。首见于本篇，又见于《肘后备急方》。指因受山岚瘴毒而发的危重疟疾，症见疟发时神志昏迷，狂言乱语，或声音嘶哑。

[6] 血闭：病名。即经闭，指女子年龄超过十八周岁以上，仍不见月经来潮，或曾来过月经，但又连续闭止三个月以上，除妊娠、哺乳期等生理性闭经外，均称之为经闭。多由血亏、肾虚、气滞、血滞、寒湿凝滞等原因所导致。

[7] 杵：捣。

[8] 新汲水：刚打出的井、泉水。

[9] 绛囊子：红色的口袋。

[10] 魍魉（wǎng liǎng 网两）：古代传说中的山川精怪、鬼怪。

【语译】 主治传尸、肺痿、骨蒸、鬼疰、卒心腹疼、霍乱、吐泻、时气、瘴疟、五痢、血闭、疰癖、疔肿、惊邪诸疾。

（略）

以上各药研细为末，炼蜜调和成团，捣一千下，丸如梧桐子大。用刚打的井水化服四丸，老人和幼儿每次服一丸。用红色的丝织囊袋装一丸，如弹子大，悬挂在衣服上，可用来辟秽气、辟鬼祟。调配药物时，忌鸡、犬、妇人看见。

【导读】 本段论述了安息香丸的组成、制作方法及临床应用。本方集安息香、木香、麝香、沉香、丁香、檀香、乳香、龙脑、苏合香诸辛温香散之品于一方，既长于温通开窍，又可辟秽行气止痛，散收兼顾，散而不伤正，共奏芳香化浊、温通开窍、行气止痛之功。故可以治疗传尸、肺痿、骨蒸、鬼疰、卒心腹疼、霍乱、吐泻、时气、瘴疟、五痢、血闭、疰癖、疔肿、惊邪诸疾。文中特别提出用新汲水化服该药。新汲水即刚打出的井、泉水，据记载，新汲水气味甘甜无毒，宜煎补阴之药和一切痰火气血药，并可解热闷烦渴，对于消渴反胃、热痢热淋、小便赤涩，可祛邪调中，下热气，并宜饮之。

明月丹

【原文】 治传尸劳。

雄黄半两　兔粪二两　轻粉一两[1]
木香半两　天灵盖一两，炙　鳖甲一个，大者去裙烂[2]，醋炙焦黄

上为末。醇酒一大升，大黄一[3]两，熬膏，入前药末，为丸如弹子大，

朱砂为衣。如是传尸劳，肌瘦面黄，呕吐血，咳嗽不定者是也。先烧安息香，令烟起，吸之不嗽者，非传尸也，不可用此药。若吸烟入口，咳嗽不能禁止者，乃传尸也，宜用此药。五更初，勿令人知，以童子小便与醇酒共一盏，化一丸服之。如人行二十里，上[4]吐出虫，其状如灯芯而细，长及寸，或如烂李，又如虾蟆，状各不同。如未效，次日再服，以应为度。仍须初得，血气未尽、精神未乱者可用之。

【注释】

[1] 两：医统本、宽保本作"分"。

[2] 烂：赵本作"襕"，可从。

[3] 一：医统本、宽保本作"半"。

[4] 上：宽保本作"当"。

【语译】 主治传尸劳。

【导读】 本段论述了明月丹的组成、制作方法及临床服用方法。文中指出本方是专治传尸劳的方子，临床应用时应先诊断明确，方可服用。传尸劳的主要临床表现为肌瘦面黄、呕吐血、咳嗽不止，对于此病，临床尤应注意鉴别诊断，其方法是根据患者对燃烧的安息香烟的反映来判断。如果吸入安息香烟不咳嗽的，就不是传尸劳，不能用此药。如吸烟入口，咳嗽不止的，就是传尸劳，宜用此药。同时倡导早期治疗，并提出了应用此药治疗传尸劳的临床疗效判断标准为以吐出劳虫为度。

地黄煎

【原文】 解劳，生肌肉，进食，活血养气[1]。

生地黄汁五升　生杏仁[2]汁一升[3]　薄荷汁一升[4]　生藕汁一升[5]　鹅梨汁一升　法酒二升　白蜜四两　生姜汁一升[6]

以上，同入银石器中慢火熬成膏，却入后药。

（略）

以上各药研为细末。用醇酒一大升，大黄一两，熬膏，再加入上述药末，制成如弹子大丸药，外裹朱砂。如果是传尸劳，表现为肌瘦面黄、呕吐血、咳嗽不止。先烧安息香，烟冒出后，让患者吸，如果吸入安息香烟不咳嗽的，就不是传尸劳，不能用此药。如吸烟入口，咳嗽不止的，就是传尸劳，宜用此药。五更初，莫让他人知晓，用童便与醇酒共一盏，化开一丸吞服。大约人步行二十里的时间内，当吐出虫，它的形状就像灯芯而且更细，一寸左右长，或如腐烂的李子，或如虾蟆，形状各不相同。如果未见效，次日再服，以吐出劳虫为度。此药还必须在初患此病，血气未伤、精神未乱的时候才能服用。

柴胡四[7]两，去芦，焙　木香四[8]两　人参[9]二[10]两　白茯苓二[11]两　山药二[12]两　柏子仁二[13]两　远志二[14]两，去心　白术二[15]两　桔梗二[16]两　枳实[17]二[18]两，麸炒　秦艽三[19]两，去芦　麝香二钱[20]，另研　熟地黄四两

上末，入前药膏中和，再入白中，杵二三千下，丸如桐子大。每服食药，

用甘草汤下二十九，食后，日三服。安[21]，即住[22]服。

【注释】

[1] 气：医统本、宽保本作"心"。

[2] 杏仁：赵本作"人参"。可参。

[3] ~ [6] 一升：医统本、宽保本作"五升"。

[7] 四：医统本、宽保本作"三"。

[8] 四：赵本作"三"，医统本、宽保本作"二"。

[9] 人参：赵本作"沙参"。

[10] ~ [15] 二：医统本作"一"。

[16] 二：医统本作"四"。

[17] 枳实：医统本、宽保本作"枳壳"。

[18] 二：医统本作"一"。

[19] 三：医统本、宽保本作"二"。

[20] 二钱：医统本、宽保本作"半两"。

[21] 安：病情平稳。

[22] 住：停止。

【语译】 解除疲劳，滋生肌肉，促进饮食，活血养气。

（略）

以上各药，一同加入银器或石器内，慢火熬成膏，再加入后药。

（略）

以上各药研为细末，加入前药膏中调和，再入臼中，杵二至三千次，丸如梧桐子大。每次服药，用甘草汤送服二十丸，饭后服，每日服三次。病情平稳，即停止服药。

【导读】 本段论述了地黄煎的主治、药物组成、制作方法及临床服用方法。方中熟地黄、山药滋补脾肾之阴；生地黄汁、生杏仁汁、薄荷汁、生藕汁、鹅梨汁养阴生津，清退虚热；生姜汁养阴和胃；人参、白术、茯苓、白蜜健脾益气；柏子仁、远志养心安神；柴胡、木香、桔梗、枳实疏肝理气，升降气机，使诸药补而不滞；秦艽疏风，走肌表经络，麝香芳香，走脏腑诸窍，法酒通行血脉，三者相合通行肌表内外，使诸补益药通行全身。诸药合用，共奏健脾益肾，补气养阴，行气通脉之功，因此可以解除疲劳，滋生肌肉，促进饮食，活血养气。

起蒸[1]中央汤

【原文】 黄连五两

上哎咀[2]，以醇酒二斗，同熬成膏。每夜以好酒化下[3]弹子大一丸，汗出为度。仍服补药麝脐丸。

【注释】

[1] 蒸：即骨蒸，感觉有热感自骨内向外透发，乃久病阴虚而致。

[2] 哎咀（fǔ jǔ，斧举）：咬碎或切碎药物之法。

[3] 下：送服。

【语译】 （略）

上药咬碎或切碎，加入醇酒二斗，一同熬成膏。每夜用好酒化开，送服弹子大一丸，以出汗为度。再服补药麝脐丸。

【导读】 本段论述了起蒸中央汤的组成、制作方法及服用方法。本方用黄连一味，既可清热泻火以治标，又可苦寒坚阴以治本。

补药麝脐丸

【原文】麝脐[1]一枚，烧灰　地黄洗
地骨皮　山药　柴胡各一两　白术[2]
活鳖一个，重二斤者佳

上将鳖入醇酒一方[3]，煮令烂熟，
研细；入汁，再熬膏；入末，丸如桐
子大。酒服二十丸，日二，夜一。蒸，
谓骨蒸也。气血相抟[4]，久而瘦弱，
遂成劳伤，肉消、毛落、妄[5]血、喘
咳者，是也。宜以前法[6]治之。

【注释】

[1] 麝脐：即麝香壳。是麝香取出以后剩下
的脐部脂肪所结的外壳。又，"脐"字原脱，据
方名补。

[2] 白术：赵本此下有"二两"，可从。

[3] 方：疑为"升"字之误。

[4] 抟（tuán 团）：结聚。

[5] 妄：疑为"亡"字之误。

[6] 前法：指先服"起蒸中央汤"，再服
"补药麝脐丸"。

【语译】（略）

首先将鳖放入一升醇酒中，煮至烂
熟，研碎；加入汁，熬成膏；再将上药研
细为末，加入膏中调匀，丸如梧桐子大。
每次用酒送服二十丸，每日服二次，夜服
一次。蒸，即是骨蒸。凡是气血结聚，日
久瘦弱导致劳伤，症见肌肉消瘦、毛发脱
落、亡血失血、喘息咳嗽，即是骨蒸。宜
用上述方法治疗。

【导读】本段论述了补药麝脐丸的组成、制作方法、主治及临床服用方法。方
中活鳖滋阴养血，以补阴血之不足。地黄、山药滋补脾肾之阴，以助养阴之力。地
骨皮养阴清热，标本兼治。柴胡和解表里，疏散少阳。白术健脾益气，固表止汗。
麝脐入脏腑，通关窍，善通内外。诸药配伍，滋阴清热，补而不滞。凡是气血结
聚，日久瘦弱导致的劳伤，症见肌肉消瘦、毛发脱落、亡血失血、喘息咳嗽，即是
骨蒸，宜先服"起蒸中央汤"，再服"补药麝脐丸"治疗。骨蒸为五蒸之一，发热
似自骨髓蒸蒸而出，其根在肾，旦起体凉，日晚即热，烦躁，寝不能安，食无味，
小便赤黄，忽忽烦乱，细喘无力，腰疼，两足逆冷，手心常热，蒸盛过伤，内则变
为疳，食人五脏，并常见有盗汗、遗精、梦交，或月经失调等症。

太上延年万胜追魂散[1]

【原文】人参去芦[2]　柴胡去苗[3]
杏仁去皮尖[4]　天灵盖[5]炙，各一两　蜀
椒一分[6]　桃柳心[7]一小握

上为末，童子小便一升，末一两，
埚[8]瓶中煎，令熟。空心[9]，日午各

进一服，经五日效。

【注释】

[1] 追魂散：宽保本此下有"治劳瘦垂死
方"六字。

[2] 去芦：赵本此下有"四两"二字。

[3] 去苗：赵本此下有"二两"二字。

[4] 去皮尖：赵本此下有"二两"二字。

[5] 天灵盖：动物头顶部分的骨头。

[6] 一分：赵本此下有"二分"二字。宽保本此下有"去目微炒出汗"六字。

[7] 桃柳心：是指桃树、柳树的嫩叶。

[8] 坺（jì 寄）：《说文解字》曰坚土也。一

日陶器。

[9] 空心：空腹，这里指早晨。

【语译】（略）

以上各药研为细末，用童便一升，上述药末一两，放在陶瓶中煎熟。每日早晨、中午各服一次，五日后见效。

【导读】本段论述了太上延年万胜追魂散的组成、制作方法及临床服用方法。方中人参大补元气，柴胡疏肝，杏仁宣肺，蜀椒辛温走窜，桃柳心化痰行气，共同调畅人体气机，天灵盖咸、平，无毒，可补养精神。诸药合用，补泻兼施，可主治劳瘦垂死。

醉仙丹

【原文】主偏枯[1]不遂，皮肤不仁。

麻黄一升[2]，去节，水煮，去沫。焙干，作末 南星七个，大者[3] 大[4]附子三个，黑者[5] 地龙七条，去土

上除麻黄外，先末[6]之。次将麻黄末，用醇酒一方[7]熬成膏，入末[8]，丸如弹子大。每服[9]食后，临睡，酒化一丸，汗出为度。偏枯不遂，皮肤不仁[10]，皆由五脏气虚，风寒暑湿之邪蓄积于中，久而不散，乃成疾焉，以前法主之。

【注释】

[1] 偏枯：半身不遂，偏瘫。

[2] 升：赵本作"斤"；医统本作"两"。

[3] 大者：医统本作"炮"。

[4] 大：医统本、宽保本作"黑"。

[5] 黑者：医统本作"炮，去皮"。

[6] 末：研为细末。

[7] 方：医统本、宽保本作"升"。疑是。

[8] 入末：医统本、宽保本作"入前末"。

[9] 服：医统本、宽保本作"日"。

[10] 不仁：医统本、宽保本此下有"者"字，可从。

【语译】主治半身不遂，皮肤麻木不仁。

（略）

以上各药除麻黄外，先研为细末。再将麻黄末用醇酒一升熬成膏，再加入其余各药末，丸如弹子大。每次饭后，临睡前，用酒化开一丸服用，以出汗为度。凡是半身不遂，皮肤不仁，大都是由于五脏气虚，风寒暑湿之邪气蓄积于中，久而不散，于是形成这种疾患。可用醉仙丹治疗。

【导读】本段论述了醉仙丹的主治、组成、制作方法及临床服用方法。本方主治半身不遂、皮肤麻木不仁。凡是由于五脏气虚，风寒暑湿之邪气蓄积于中，久而不散所致的半身不遂，皮肤不仁，均可用醉仙丹治疗。方中麻黄辛温发散风寒，天

南星苦温祛风燥湿化痰，大附子辛散温通，散结除湿，地龙咸寒，通经活络。四药相配，标本兼治，共奏祛风燥湿，散寒通络之功。

灵乌丹

【原文】治一切冷疾、疼痛、麻痹[1]、风气[2]。

川乌一斤。河水浸七日，换水浸。去皮尖，切片，干之 牛膝二两。酒浸，焙 何首乌四两。制如川乌法

上为末，炼蜜丸如桐子大，朱砂为衣。空心，酒下七丸，渐加至十丸，病已即止。

【注释】

[1] 麻痹：证名。肢体或局部肌肤麻木，不知痛痒。见《太平圣惠方》卷二十。《医学正传·麻木》："夫所谓不仁者，或周身或四肢唧然麻木不知痛痒，如绳扎缚初解之状，古方名为麻痹者是也。"

[2] 风气：即风邪侵体，有外风、内风之分。外风系由自然界风邪侵袭人体所致，内风则是因脏腑功能失调，尤其是肝脏功能障碍，气血运行逆乱引起。

【语译】治一切冷疾、疼痛、麻痹、风气。

（略）

将以上各药研为细末，炼成如梧桐子大的蜜丸，以朱砂为衣。空腹服，首次用酒送服七丸，逐渐增加药量至每次十丸，病愈即停服。

【导读】本段论述了灵乌丹的主治、组成、制作方法及临床服用方法。本方由川乌、牛膝、何首乌组成。方中川乌祛风散寒除湿，温经止痛；何首乌养血祛风；牛膝，补肝肾，散瘀血，消肿痛，《神农本草经》（《本经》）云其"主寒湿痿痹，四肢拘挛，膝痛不可屈，逐血气"。诸药共用，共奏祛风寒湿邪，补肝肾，活血止痹痛之功，故可主治一切风寒湿邪所致的冷疾疼痛，麻痹风气。

扁鹊玉壶丹[1]

【原文】驻颜补暖，祛万痛[2]。

硫黄一斤，以桑灰淋浓汁五斗，煮硫黄令伏，以火煅之，研如粉。掘一地坑子，深二寸许，投水在里，候水清，取调硫黄末，稀稠得所。磁器中煎干。用鏊一个，上傅敷以砂，砂上铺纸，鏊下以火煅热，即取硫黄滴其上，自然色如玉矣

上以新炊饮为丸，如麻子大。空心[3]、食前，酒下十丸。

【注释】

[1] 扁鹊玉壶丹：本方赵本组成大异，为硫黄一斤；桑皮灰三石五斗，淋汁煮七次，汁尽为度；人参一斤，去芦，煎汁，制黄，候黄如粉白，再入参汁；朱砂五斤，碾细，入鏊内，上铺纸，下以微火炙之。候热，将黄和水，不干不湿，滴纸上，半煮，香，即白如粉。将参汁煮黄，以汁尽为度，晒干为末。

[2] 痛：疑为"病"字之误。

[3] 空心：空腹。

【语译】驻颜补暖，主治各种痛证。

（略）

【导读】本段论述了扁鹊玉壶丹的功效、组成、制作方法及临床服用方法。文中指出本方是驻颜补暖，祛万痛的方子。虽未言及病由，但从方中仅一味硫黄可见，其病因多因阳气不足，阴寒内盛，失于温养或寒凝经脉，不通则痛所致。硫黄酸热，入脾、肾经，有补火助阳通便之功，可暖脾肾之阳，固护先后天之本。阳虚得补，大便得下，腹痛自除，容颜自驻。

制成的药用新炊饮作丸，如麻子大。空腹、饭前，用酒送服十丸。

葛玄真人百补构[1]精丸

【原文】熟地黄四两[2]　　山药二两　　五味子六两　　苁蓉三[3]两，酒浸一宿　　牛膝二[4]两，酒浸[5]　　山茱萸一两　　泽泻一两　　茯苓一[6]两，去皮　　远志一两，去心　　巴戟天一两，去心　　赤石脂一两　　石膏一两[7]　　柏子仁一两[8]，炒　　杜仲三两，去皮，剉[9]碎，慢火炒，令丝断

上为末，炼蜜丸如桐子大。空心，温酒下二十丸，男子妇人皆可服。

【注释】

［1］构：孙本作"高宗庙讳"。今恢复本字。

［2］两：医统本、宽保本此下有"酒浸一宿切焙干秤"八字。

［3］三：医统本、宽保本作"二"。

［4］二：赵本作"三"。

［5］酒浸：医统本、宽保本作"去芦剉碎酒浸一宿焙秤"。

［6］一：赵本作"二"。

［7］两：医统本、宽保本此下有"火烧令赤出火毒"七字。

［8］两：医统本、宽保本此下有"微炒另研"。

［9］剉：同"锉"。

【语译】（略）

以上各药研为细末，炼蜜丸如桐子大。空腹，用温酒送服二十丸。男子妇人皆可服。

【导读】本段论述了葛玄真人百补构精丸的组成、制作方法及临床服用方法。本方方名，《普济方》引作"葛玄真人百补交精丸"。本方主治在经文中没有提及，后世《普济方》记载本方治疗诸虚，《古今医统大全》记载为治疗梦泄精滑不禁，从方药组成看，应为补肾益精、养心安神之剂。方中六味地黄丸补肾填精，肉苁蓉、牛膝、巴戟天、杜仲补肾助阳，以合阴阳双补之效；五味子滋肾涩精，宁心安神；远志、柏子仁养心安神；石膏辛寒，可防诸补阳药温补太过而助火之弊。诸药并用，共奏补肾涩精，养心安神之功。

涩精金锁丹

【原文】韭子一斤，酒浸三宿，滤出焙干，杵为末[1]

右用酒糊为丸，如桐子大，朱砂为衣。空心，酒下[2]二十九。

【注释】

[1] 末：赵本此下有"料豆半斗酒浸"。

【导读】本段论述了涩精金锁丹的组成、制作方法及临床服用方法。本方主药为韭子。韭子辛甘温，入肝肾经，具有补益肝肾，壮阳固精之功，临床常用于治疗阳痿梦遗、腰膝酸软冷痛等症，故此方用一味韭子主治遗精，药味虽少但量大力专，既可补益肝肾以治其本，又可固摄精气以治其标，一药而标本兼顾，可谓此方之妙用。

疗百疾延寿酒[1]

【原文】黄精四斤　天门冬三斤　松叶六斤　苍术四斤　枸杞子五升[2]

上以水三硕[3]，煮一日，取汁，如酿法成[4]。空心，任意饮之。

【注释】

[1] 疗百疾延寿酒：赵本此方组成大异，为"枸杞四斤，天门冬三斤，松叶六斤"。可参。

[2] 升：医统本、宽保本作"斤"。

[3] 硕（shí 时）：借作"石"（dàn 淡），古代十斗为一石。

[4] 如酿法成：像酿酒那样制成。

【语译】（略）

将上药用水三石，煮一日，取汁，像酿酒那样制成。空腹，任意饮服。

【导读】本段论述了疗百疾延寿酒的组成、制作方法及临床服用方法。本方由黄精、天门冬、松叶、苍术、枸杞子组成，方中黄精、枸杞子滋补肝肾，强壮筋骨，天门冬滋阴润燥，三药合用以治其本。松叶祛风燥湿，苍术健脾燥湿，二药相合以治其标。诸药相配，标本兼顾，共奏祛风湿，补肝肾，强筋骨之效。酿成酒剂，以增强温通经脉止痹痛之功。本方可滋精养血，益气生津，且药性平和，不腻不燥，不寒不热，适宜于长期服用。因此，凡中老年人精气亏虚、未老先衰、须发早白者均可服用。阳虚内寒者应慎用。

交藤丸

【原文】驻颜长算[1]，祛百疾。

交藤根[2]一斤，紫色者。河水浸七日，竹刀刮去皮，晒干[3]　茯苓五两　牛膝二两[4]

上为末，炼蜜，搜成剂[5]，杵[6]一万下，丸如桐子大，纸袋盛之。酒下三十九，空心服。久服延寿。忌[7]猪羊肉[8]。

【注释】

[1] 长算：算，寿算。长算，即长寿。

[2] 交藤根：即何首乌。

[3] 交藤根……晒干：医统本、宽保本作"何首乌即交藤根也，用一斤赤白者"。

[4] 牛膝二两：赵本无。

[5] 搜成剂：揉和成剂。

[6] 杵：用杵捣。

[7] 忌：医统本、宽保本此下有"食"字，疑是。

[8] 肉：医统本、宽保本作"血"。

【语译】驻颜长寿，祛除各种疾病。

（略）

将以上药物共研为细末，炼蜜揉和成剂，杵一万次，做成如梧桐子大小的丸子，装纸袋以备用。每次用酒送服三十丸，空腹服。久服延寿。忌食猪羊肉。

【导读】本段论述了交藤丸的功效、组成、制作方法、临床服用方法及禁忌。本方由何首乌、茯苓、牛膝组成，方中何首乌滋肾益精，养肝补血，《开宝本草》云其能"益血气，黑髭发，悦颜色，久服长筋骨，益精髓，延年不老"。茯苓健脾益气，养心益智。牛膝补益肝肾，强壮筋骨，《名医别录》称其能"益精利阴气，填骨髓，止白发"，《神农本草经》说它"久服轻身耐老。"牛膝与何首乌相配，能增强何首乌补益肝肾之功。诸药合用，共奏补益肝肾，健脾益气，养血活血之功，故可驻颜长寿，祛百疾，长服可延年益寿。

天仙丸

【原文】补男子妇人虚乏[1]。

天仙子[2]　五灵脂各五两

上炒，令焦黑色，杵末，以酒糊为丸如绿豆大。食前[2]，酒服十五丸。

【注释】

[1] 虚乏：体虚乏力。

[2] 天仙子：又名莨菪子。具有解痉止痛，安心定痫之功，主治脘腹疼痛，风湿痹痛，跌打肿痛，牙痛，咳嗽气喘，久泻，久痢，脱肛，癫狂，惊痫等。

[3] 食前：这里指餐前空腹。

【语译】补男子妇人虚乏。

（略）

以上药物炒成焦黑色，捣为末，用酒糊为如绿豆大小丸子。餐前空腹，用酒服十五丸。

【导读】本段论述了天仙丸的功效、组成、制作方法及临床服用方法。本方可补男子妇人虚乏。天仙子，性味苦、温，有大毒，具有镇痛解痉之功效，主治胃肠痉挛、胃腹作痛、神经痛、咳嗽、哮喘、癫狂，外用治痈肿疔疮、龋齿作痛。五灵脂具有活血散瘀、行气止痛之功，二者补虚作用并不明显，据其组成故疑此方有误。

左慈真人陆本无此上四字，作善养千金地黄煎

【原文】生地黄一秤，取汁，于石器中熬成膏，入熟干地黄末，看硬软剂，杵千下[1]

上丸如桐子大，每服二十丸，空心服。久服断欲[2]，神仙不死。

【注释】

[1] 于石器……杵千下：医统本、宽保本作

"熬入熟地黄末，酒丸，下二十丸"。

[2] 断欲：断绝欲念。

【语译】（略）

【导读】 本段论述了左慈真人千金地黄煎的功效、组成、制作方法及临床服用方法。本方由生地黄和熟地黄组成，其中生地黄汁清热凉血生津，熟地黄补肾填精，滋阴养血，《神农本草经》云其可"填骨髓，长肌肉"。二者相合，具有补肾填精，滋阴养血生津之效，久服可以使人肾精充足，健康长寿。文中云"久服断欲，神仙不死"，虽有浮夸之嫌，但说明了本方的滋补之功。

将上药做成如梧桐子大小丸子，每次服二十丸，空腹服。久服可以断绝欲念，长寿不死。

取积聚[1]方

【原文】 轻粉　粉霜　朱砂各半两　巴豆霜二钱半[2]

上同研匀，炼蜜作剂，旋丸[3]如麻子大。生姜汤下三丸。量[4]虚实加减[5]。

【注释】

[1] 积聚：病名。积病与聚病的合称。积病指胸腹内积块坚硬不移，痛有定处的一类疾患。聚病指腹中有块而聚散无常的病证。

[2] 巴豆霜二钱半：赵本无。

[3] 旋丸：滚丸。

[4] 量：估计，衡量。

[5] 加减：赵本此下有"服之"二字。

【语译】（略）

以上各药共同研细，以炼蜜作剂，做成如麻子大小的药丸。每次用生姜汤送服三丸。可视患者体质强弱加减。

【导读】 本段论述了取积聚方的药物组成、制作方法及临床服用方法。本方可治疗积聚。积聚是指腹内有形之结块，或无形之气聚，表现为或胀或痛的疾病，多由于气滞血瘀所致，见于西医学的腹内肿瘤、肝脾肿大，以及增生型肠结核、胃肠功能紊乱、不完全性肠梗阻等病。本方药物组成轻粉、粉霜、朱砂、巴豆霜均为性质作用峻猛之物，临证应根据患者体质虚实酌情加减服用。

治癥瘕[1]方

【原文】 大黄湿纸裹，煨　三棱湿纸裹，煨熟，剉[2]　硼[3]砂研　干漆炒，令烟尽　巴豆去皮，出油

以上各一两，为末，醋一方[4]，熬成膏，入后药。

木香　丁香　枳实[5]麸炒，去穰[6]　桂心各一两[7]

上为末，入前项膏子[8]，和成剂，

杵千下，为丸如绿豆大。饮服三五丸，食后服[9]。

【注释】

[1] 癥瘕：腹中结块的病。坚硬不移，痛有定处的为癥，聚散无常，痛无定处的为瘕。

[2] 剉：同"锉"。

[3] 硼：医统本、宽保本作"硇"。

[4] 方：医统本、宽保本作"升"。

[5] 枳实：医统本、宽保本作"枳壳"。

[6] 麸炒，去穰：医统本、宽保本作"去穰，切，盐炒黄"。

[7] 一两：医统本、宽保本作"一两半"。

[8] 膏子：即药膏。

[9] 饮服三五丸，食后服：宽保本作"米汤下三丸"。

【语译】（略）

【导读】本段论述了治癥瘕方的药物组成、制作方法及临床服用方法。癥瘕的形成往往与气滞、血瘀密切相关。坚硬不移，痛有定处，由血瘀所致者为癥；聚散无常，痛无定处，由气滞所致者为瘕。方中三棱苦、辛、平，入肝、脾、经，可破血行气，消积止痛，气血并治。枳实破气除痞、化痰消积，木香行气止痛，二者合用助三棱以破气行气。大黄湿纸裹煨后入血分，具有活血化瘀之功；干漆破瘀消积；巴豆辛热，药性峻猛，《神农本草经》云其可"破癥瘕积聚，坚积、留饮痰癖"；硼砂清肺化痰，《日华子本草》云其可"消痰止嗽，破癥结喉痹"，四药合用，助三棱以破血活血。丁香、桂心辛温，可温中助阳，散寒止痛，防气血凝滞；醋可散瘀，共助诸药活血行气。诸药合用，具有活血化瘀，行气导滞之功，故可治疗癥瘕。

以上每味药各一两，共研为细末，放入一升醋中，熬成膏，再加入下药。

（略）

以上各药研为细末，加入前面的药膏中，调和成团，用杵捣一千次，为丸如绿豆大。每次服三五丸，饭后服。

通气阿魏丸

【原文】治诸气不通，胸背痛，结塞闷乱者，悉主之。

阿魏[1]二两　沉香一两　桂心半两
牵牛末二[2]两

上先用醇酒一升，熬阿魏成膏，入药末为丸樱桃大，朱砂为衣。酒化一丸[3]。

【注释】

[1] 阿魏：为伞形科植物阿魏、新疆阿魏、阜康阿魏的树脂。功效为消积，散痞，杀虫。

[2] 二：赵本作"一"。

[3] 酒化一丸：宽保本作"一丸，酒化下，诸气不通，胸背痛结，闷乱宜"。

【语译】主治诸气不通，胸背痛，结塞闷乱等病证。

（略）

先用醇酒一升，与阿魏熬成膏，再加入其他药末，做成樱桃大的丸子，以朱砂为衣。每次用酒化开一丸服用。

【导读】本段论述了通气阿魏丸的主治、组成、制作方法及临床服用方法。方中阿魏苦、辛、温，入肝、脾、肾经，有消积散痞之功，《新修本草》云其可"破癥积，下恶气"。牵牛子有下气逐水去积之功，《名医别录》云其"主下气，疗脚满水肿"，《药性论》云其"治痃癖气块"。沉香温中降气，桂心、醇酒温通经脉，用朱砂为衣，可引诸药入心。诸药合用，共奏行气消积，温中止痛之功，故可主治诸气不通，胸背痛，结塞闷乱等病证。

治尸厥[1]卒痛方

【原文】尸厥者，谓忽如醉状，肢厥而不省人事也。卒痛者，谓心腹之间，或左右胁下，痛不可忍，俗谓鬼箭[2]者是。

雄黄二两，研　朱砂二两，研

上二味，再同研匀，用大蒜一头，湿纸裹，煨，去纸，杵为丸樱桃大。每服一丸，热酒化下。

【注释】

[1] 尸厥：病名。突然昏倒，不省人事，状如昏死的恶候。

[2] 鬼箭：鬼神所射之箭。迷信者谓人体为鬼箭射中即致疾病。

【语译】所谓尸厥，就是突然如醉酒状，四肢厥逆而不省人事。所谓卒痛，就是心腹之间，或左右胁下，疼痛不可忍，俗称为中"鬼箭"。

（略）

将以上二味药一起研均匀，用大蒜一头，裹湿纸煨，除去纸，加入药末杵为樱桃大小的药丸。每次服一丸，用热酒化开送服。

【导读】本段论述了尸厥、卒痛症状，及治尸厥卒痛方的组成、制作方法及临床服用方法。尸厥为突然昏倒、不省人事、状如昏死的恶候，卒痛常常是某一部位的突然疼痛，二者是截然不同的病证，但病机常均与气机逆乱、气机郁滞有关。机同则治同，故方治亦同。方中雄黄辛温，入心、肝、胃经，有解毒、杀虫、止痛之功，《名医别录》云其"疗中恶腹痛"。朱砂甘寒，入心经，有安神定惊、清热解毒之功，《名医别录》云其"通血脉……除中恶腹痛"。二药相合，共奏辟秽开窍，活血止痛之功。大蒜辛、温，入脾、胃、肺经，可解毒杀虫，消肿止痢、健脾温胃，用热酒化开送服，可加强其行气活血止痛之功。诸药相合，辟秽解毒开窍，行气活血止痛，故可治疗尸厥、卒痛等病。

鬼哭丹

【原文】主腹中诸痛，气血凝滞，饮食未消，阴阳痞隔[1]，寒热相乘[2]，抟[3]而为痛，宜以此方主之。

川乌十四个，生　朱砂一两　乳香一分

上为末。以醋一盏[4]，五灵脂末一两，煮糊和丸如桐子大，朱砂为衣。酒下七丸，男子温酒下，女人醋汤下。

【注释】

[1] 痞隔：郁结，阻滞不通，亦作"痞鬲"。

[2] 相乘：彼此乘袭叠加。

[3] 抟：聚集，聚结。

[4] 一盏：一杯。

【语译】主治腹中各种疼痛，气血凝滞、饮食不消、阴阳痞隔、寒热相乘、抟而为痛等，宜用此方主治。

（略）

以上各药研为细末。加醋约一杯，五灵脂末一两，煮糊做成如桐子大小的

丸子，以朱砂为衣。每次用酒送服七丸，男子用温酒送服，女子用醋汤送服。

【导读】本段论述鬼哭丹的组成、制作方法及临床服用方法。方中川乌味辛性热，可温经止痛。朱砂镇惊安神、清热解毒，《名医别录》云其"通血脉……除中恶腹痛"。乳香行气活血止痛，五灵脂活血止痛。诸药相合，共奏行气活血，温经止痛之功，故可主治因气血凝滞，饮食不消，阴阳痞隔，寒热相乘所致的腹中各种疼痛。在服用方法上，男子用温酒送服，女子用醋汤送服，可加强温通活血止痛之效，值得临床借鉴。

治心痛^[1]不可忍者

【原文】木香　蓬术^[2]各一两　干漆^[3]一分，炒^[4]

上为末。每服一钱，热醋汤调下。入口立止。

【注释】

[1] 心痛：医统本、宽保本并作"心脾卒痛"。

[2] 蓬术：即莪术。

[3] 干漆：辛，温，有毒。归肝、脾经。破瘀血，消积，杀虫。用于妇女闭经，瘀血癥瘕，虫积腹痛。

[4] 炒·医统本、宽保本此下有"至烟尽"三字。

【语译】（略）

以上各药研为细末。每次服一钱，用热醋汤调服下。服用后，心痛立即缓解。

【导读】本段论述治心痛不可忍者方的组成、制作方法及临床服用方法。心痛不可忍者多因气滞血瘀所致，治疗当行气活血止痛。本方由木香、莪术、干漆组成。方中莪术破血行气，消积止痛。木香行气止痛，干漆破血止痛，二者一气一血，助莪术气血同调。三药合用，有破血行气、消积止痛之功，故可以治疗心痛不可忍之病证。

取长虫兼治心痛方

【原文】大枣二十一个，去核　绿矾一两，作二十^[1]一块，子填枣中，面裹烧红，去面　雷丸^[2]七个　轻粉一钱　木香一钱　丁香一钱　水银半两，入铅半两，溶成砂子^[3]

上为末，取牛肉二两，车脂^[4]一两，与肉同剉，令烂。米醋一升煮肉，令成膏，入药同熬，硬软得所^[5]，入

白中，杵三二千下，丸如酸枣大。丸时先以绯线一条，丸在药中，留二尺许作紧^[6]。如有长虫^[7]者，五更初，油浆水吞下一丸，存线头勿令吞尽。候少顷，心中痛，线动，即急拽线，令药出，则和虫出。若心气痛不可忍者，热醋汤化下一丸，立止。

【注释】

[1] 十：医统本、宽保本并作"钱"，疑是。

[2] 雷丸：为白蘑科真菌雷丸的干燥菌核。味微苦，性寒。归胃、大肠经。功效为杀虫消积消肿瘤。主治肿瘤、绦虫病、钩虫病、蛔虫病、虫积腹痛、小儿疳积。

[3] 水银……砂子：赵本无。

[4] 车脂：车轴上的滑油。

[5] 得所：恰到好处，适中。

[6] 丸在药中，留二尺许作紧：此指将方中之药制成药膏，搓成丸子时，将已准备的红线搓在丸子中，并留出二尺左右在外面作为拉手的线头。

[7] 长虫：蛔虫。

【语译】（略）

以上各药研为细末，取牛肉二两，加车轴中的滑油一两，牛肉与车轴滑油揉在一起锉碎。再用米醋一升煮已锉碎的肉，熬成膏，再加入上述药末同熬，至硬软适度，入臼中，杵二至三千次，丸如酸枣大。做丸时先用红色线一条，夹在药丸中，再留二尺左右作为拉线。如有患蛔虫的患者，在黎明前，让他用油浆水吞下一丸，存线头不让吞尽。稍后就会感到心窝中疼痛，线头动，立即拽线，将药丸拉出，则蛔虫随药丸一起被拉出。如果心窝气痛不可忍受，用热醋汤化开服一丸，可立即缓解。

【导读】 本段论述取长虫兼治心痛方的药物组成、制作方法，及治疗蛔虫的详细操作方法。方中加入车轴中的润滑油以及用线拉蛔虫的方法，后世很少应用，但是文中提出如果心窝中气痛不可忍受，可用热醋汤化开服一丸，则可立即缓解，为后世医家提出蛔虫"得酸则静"的特点提供了依据。

治虫毒方

【原文】 水银　密陀僧　黄丹　轻粉　大黄　丁香　诃子　雄雀粪[1]各一两

上为末，每服二钱。用面半两，共水和成油饼，食之。又法，作棋子，入浆水，煮热[2]食之。

【注释】

[1] 雄雀粪：干燥的雀粪。功效为化积、消

翳。治疝瘕，瘕癖，目翳，努肉，蝐齿。

[2] 热：赵本作"熟"。疑是。

【语译】（略）

以上各药研为细末，每次服二钱。用面粉半两，加水调和成油饼，服食。另有一法，做成像棋子大的药丸，加入浆水，煮熟后服食。

【导读】 本段论述治虫毒方的药物组成、制作方法及临床服用方法，该方由水银、密陀僧、黄丹、轻粉、大黄、丁香、诃子、雄雀粪组成，药性比较峻猛，故文中提出可调和成油饼服食，或做成像棋子大的药丸，加入浆水，煮熟后服食，以顾护脾胃，临床值得借鉴。

破棺丹

【原文】 治阴厥[1]，面目俱青，心下硬，四肢冷，脉细欲绝者。

硫黄一两。无灰酒[2]煮三日三夜。如耗，旋[3]添暖酒。日足取出，研为末　丹砂[4]一两，研匀细

上以酒煮糊为丸，如鸡头[5]大。有此病者，先于净室中，勿令人知，度[6]病人长短，掘一地坑子，深一尺以来，用首蓿[7]火烧，令坑子极热，以醋五升沃[8]，令气出，内铺衣被盖坑，以酒化下一丸，与病人服之。后令病人卧坑内，盖覆，少时汗出，即扶病者，令出无风处，盖覆。令病人四肢温，心下软，即渐去衣被，令通风。然后看虚实调补。

【注释】

[1] 阴厥：寒气厥逆。

[2] 无灰酒：是不放草木灰的酒。古人在酒内加石灰以防酒酸，但能聚痰，所以药用为无灰酒。

[3] 旋：立即，很快。

[4] 丹砂：即朱砂，具有镇心安神，清热解毒作用。

[5] 鸡头：芡实。

[6] 度：估量。

[7] 以来，用首蓿：医统本、宽保本作"入粟秆"。

[8] 沃：灌。

【语译】 主治阴厥，面目俱青，心下坚硬，四肢冰冷，脉细欲绝等病证。

（略）

以上各药用酒煮糊为丸，如芡实大。患有此病者，先让其进入清净的房中，莫让人知晓，根据患者身体长短，挖一个地坑，深一尺，用火烧首蓿，烧至坑中极热，再用醋五升泼入坑中，让蒸气溢出后，在坑内铺衣被，同时用酒化开一丸药，给患者吞服。然后让患者卧在坑内，盖好衣被，一会儿出汗后，就扶患者到无风之处，再盖上衣被。使患者四肢温暖，心下松软宽舒，渐渐撤去衣被，让环境通风。之后再根据患者身体虚实情况进行调补。

【导读】 本段论述破棺丹的药物组成、制作及治疗方法。破棺丹由硫黄、丹砂组成，具有重镇安神、补火助阳之功，主治阴厥，症见面目俱青、心下坚硬、四肢冰冷、脉细欲绝等。阴厥之病，为阳气衰微，寒气厥逆所致，本文倡导内以破棺丹补火助阳、祛除阴寒，外用地坑温覆，令患者汗出，给阴寒之邪以出路，然后根据患者体质强弱进行调补。这种内外合治的理念，值得临床借鉴。

再生丸

【原文】 起厥死尤暖者。

巴豆一两，去皮，研　朱砂一两，细研

麝香半两，研　川乌尖十四个，为末　大黄一两，炒，取末[1]

上件，再同研匀，炼蜜和丸如桐子大。每服三丸，水化下，折齿[2]灌之，立活。亦疗关膈[3]结胸[4]，极效。

【注释】

[1] 川乌尖……取末：赵本无。

[2] 折齿：撬开牙齿。

[3] 关膈：膈，通"格"。谓大小便闭阻不通之证候。《诸病源候论·关格大小便不通候》："关格者，大小便不通也。大便不通谓之内关，小便不通谓之外格，二便俱不通为关格也。"

[4] 结胸：中医病证名。指邪气郁结于胸中的病证，症见邪气结于胸中，胃脘部位心下痛，按之硬满。

【语译】救治厥死仍有体温的患者。

（略）

以上各药，再同研匀，炼蜜成丸如梧桐子大。每次服三丸，用水化开，撬开牙齿灌服，可立即救活。此方还可治疗关膈结胸，有特效。

【导读】本段论述再生丸的药物组成、制作及治疗方法。再生丸由巴豆、朱砂、麝香、川乌尖、大黄组成，具有温阳通腑、开窍醒神之功，可治疗厥死仍有体温的患者，有起死回生之效，故名再生丸。此外，本方还可治疗关膈结胸等气机闭阻不通之证。

救生丸

【原文】治卒死[1]。

大黄四两[2]　轻粉半两　朱砂一两[3]　雄黄一分　巴豆七个，去皮，细研，取霜[4]

上为末，以鲲[5]胆汁和丸，如鸡头大。童子小便化开一丸，斡[6]开口灌之。内[7]大葱一寸许入鼻中，如人行五七里，当吐出涎，即活。

【注释】

[1] 治卒死：医统本、宽保本作"起卒死救生丹"。且此下有"此方不可服"五字。而宽保本有眉批云"服上疑是脱久字"。

[2] 四两：医统本、宽保本作"半两，湿纸裹煨"。

[3] 两：医统本、宽保本作"分"。

[4] 巴豆……细研，取霜：赵本、医统本无。宽保本"细研取霜"四字作"去油"。

[5] 鲲：疑为"鲫"字之误。又宽保本做"鱼昂"，且有眉批云"鱼昂"，疑是。

[6] 斡（wò沃）：旋，扭。

[7] 内：通"纳"。

【语译】主治猝死。

（略）

以上各药研为细末，以鲫鱼胆汁调和做丸，如芡实大。用时用童便化开一丸，撬开患者口进行灌服。并将大葱一寸左右纳入其鼻中，在人行五到七里的时间内，应当吐出涎痰，即可以被救活。

【导读】本段论述了救生丸的药物组成、制作及治疗方法。本方主治猝死，由大黄、轻粉、朱砂、雄黄、巴豆等组成，药性较为峻猛，临证运用时应把握好适应证。本文提出用童子便为引，并配合大葱辛行开窍，促进痰涎排出，可参。

治脾厥[1]吐泻霍乱

【原文】黑附子炮,去皮脐,八破[2]　干姜炮[3]　甘草炙　肉豆各一两。印本无此一味,有豉等分

上为末。水半升,末四[4]钱印本作二钱,枣七个,姜一分[5]印本作一钱。同煎,去半。温服,连进三服。

【注释】

[1] 脾厥:脾阳受损,失于健运,水谷不能转输,痰浊内聚,如因恚愤气逆,痰随气升,上蒙清窍,则突然倒仆,此为脾厥。

[2] 八破:劈成八瓣。

[3] 干姜,炮:宽保本作“生姜”。

[4] 四:医统本、宽保本作“二”。

[5] 姜一分:医统本、宽保本作“生姜一片”。

【语译】(略)

以上各药研为细末。取水约半升,药末四钱,大枣七个,姜一分。同煎,煎成约半盏。温服,连服三剂。

【导读】本段论述治脾厥吐泻霍乱方药物组成、制作及治疗方法。脾厥吐泻霍乱等疾患,多因脾阳亏损,失于健运,水谷不能转输所致,故治疗当温阳健脾。本方是在四逆汤的基础上加肉豆与姜枣组成,以温补脾肾,促进运化,故可治疗脾厥叶泻霍乱等病。

三生散

【原文】起卒死。兼治阴盛四逆[1],吐泻不止。

草乌七个　厚朴一尺　甘草三寸,并生用

上为末。水一中盏[2],末一钱,枣七个,煎七分服。重者灌之。

【注释】

[1] 四逆:此指四肢厥逆。

[2] 中盏:半碗。

【语译】救治猝死。兼治阴盛四逆,吐泻不止等证。

(略)

以上各药研为细末。取水约半碗,药末一钱,枣七个,水煎成七分后服用。病重者可灌服。

【导读】本段论述了三生散的药物组成、制作及治疗方法。此方由草乌、厚朴、甘草组成。草乌辛热,能祛风除湿,温经止痛;厚朴温中行气;甘草甘缓,调和诸药。三药合用,可温通经脉,行气止痛,可主治猝死,也可治疗阴盛四肢厥逆,吐泻不止等症。

起卒死

【原文】愍葱[1]根二两　瓜蒂一分　丁香十四粒

上为末。吹一字[2]入鼻中,男左女右,须臾[3]自活[4]。身冷强厥[5]者,

勿活。

【注释】

[1] 憨葱：藜芦的别名。明代李时珍《本草纲目·草六·藜芦》："黑色曰黎，其芦有黑皮裹之，故名。根际似葱，俗名葱管藜芦是矣。北人谓之憨葱，南人谓之鹿葱。"

[2] 一字：古人用药单位，量约0.4克。

[3] 须臾：一会儿。

[4] 自活：自己苏醒，自求生存。

[5] 强厥：指身体僵硬逆冷。

【语译】（略）

以上各药研为细末。取约0.4克吹入鼻中，男左女右，一会儿自己就能醒过来。身体寒凉僵硬厥逆的患者，则很难救活。

【导读】 本段论述了起卒死方的药物组成、制作方法及治疗方法。将憨葱根、瓜蒂、丁香研细末，每次约用0.4克吹入鼻中，男左女右，一会儿即可救活。这种鼻疗法，在很多医书中均有记载，如早在《黄帝内经》中就有"哕，以草刺鼻，嚏，嚏而已"（《灵枢·杂病》）的记载。汉代张仲景《伤寒杂病论》亦载有"病在头中寒湿，故鼻塞，内药鼻中则愈"（《金匮要略·痉湿暍病脉证治第二》）。晋代葛洪《肘后备急方》中已有吹鼻与吹鼻取嚏之分。明代李时珍《本草纲目》、清代吴尚先《理瀹骈文》、陆清洁《万病验方大全》等均收录了许多颇有疗效的吹鼻验方，至今仍被医家广泛应用。

浴肠汤

【原文】 治阳厥[1]发狂，将成疸[2]。

大黄四两，湿纸裹，煨　大青叶[3]
栀子仁[4]　甘草各一两，炙

上为末。水五升，末四两，煎减二升，内[5]朴硝五合[6]，再熬去一升，取汁二升，分四服。量[7]虚实与之，大泻为度。如喜水，即以水浇之；畏水者，勿与吃，大忌。

【注释】

[1] 阳厥：古病名。首见于《素问·病能论篇》："有病怒狂者，此病安生？……阳气者，因暴折而难决，故善怒也，病名曰阳厥。"指突然刺激过度，阳气厥逆，而出现善怒发狂的病证。

[2] 疸：孙本作疸，形近致误。据文义改。

[3] 大青叶：医统本、宽保本作"大青

一两"。

[4] 栀子仁：医统本、宽保本作"栀子二两"。

[5] 内：纳。

[6] 合（gě葛）：容量单位，一合相当于现在二十毫升。

[7] 量：估计，衡量。

【语译】 主治阳厥发狂，将出现黄疸的病证。

（略）

以上各药研为细末，取水五升，药末四两，煎去二升，纳入朴硝五合，再熬去一升，取汁二升，分四次服。根据患者身体强弱虚实给药，以患者大泻为度。如果患者想饮水，即可给水饮之；如果患者不愿饮水，切勿给水服用，大忌。

【导读】本段论述了浴肠汤的主治、药物组成、制作方法、治疗方法及治疗中的注意事项。本方主治阳厥发狂，将出现黄疸的病证，多由于阳气郁滞逆乱所致。方中大黄苦寒泻热，祛瘀通便，荡涤肠胃邪热积滞，消除致病之因。朴硝咸苦而寒，泻热通便，润燥软坚，助大黄峻下热结。栀子仁，既能通泻三焦气分火热之邪，又可润肠以助大黄、朴硝通便。大青叶清热解毒凉血，入血分以除血分热邪。二者一入气分，一入血分，气血两清，共助大黄、朴硝泻热。甘草既可防诸苦寒泻火药伤胃，又能调和药性。诸药相配，共奏清热泻火通便之功，故可治疗阳厥发狂，将成疸之证。本方药性苦寒，因此文中提出"量虚实与之，大泻为度"的用药原则，并强调根据患者喜好进行合理饮水。

破黄七神丹

【原文】朴硝二斤　朱砂五两　大黄七两[1]　甘遂二两　山栀二两　轻粉[2]一两　豉[3]半斤[4]，以绢袋盛之

上七味，以水二斗，熬令水尽，除去甘遂、豉、栀子、大黄，只取朴硝、朱砂、轻粉为末。以水浸豉汁，研匀后，入末三味，同和，煮糯米糊为丸如弹子大。新水[5]化一丸，吐泻为度。

【注释】

[1] 两：宽保本此下有"湿纸裹煨"四字。

[2] 轻粉：氯化亚汞，味辛，性寒。归大肠、小肠经。功效为外用杀虫，攻毒，敛疮；内服祛痰消积，逐水通便。

[3] 豉：医统本、宽保本此上有"豆"字。

[4] 斤：宽保本作"升"，疑是。

[5] 新水：即新汲之水。

【语译】（略）

以上七味药，用水二斗，熬至水尽，除去甘遂、豆豉、栀子、大黄，只取朴硝、朱砂、轻粉研为细末。用水浸豆豉成汁，研匀后，加入朴硝、朱砂、轻粉三味药细末，一起和匀，煮糯米糊成弹子大的药丸。每次用新汲泉水化服一丸，以患者服药后出现吐泻为度。

【导读】本段论述了破黄七神丹的药物组成、制作及服用方法。破黄七神丹由朴硝、朱砂、大黄、甘遂、栀子、轻粉、豆豉七味药组成，文中虽未言明其主治，但根据方剂名称及药物组成来看，本方为通腑泻热、利湿退黄之剂，主治应为黄疸。

三黄丸

【原文】治三消[1]、吐血、诸黄症[2]。

黄连三两　黄芩二两　大黄一两[3]

上为末，炼蜜为丸如桐子大。食后，温水下十五丸。量虚实加减服[4]。

【注释】

[1] 三消：《太平圣惠方》卷五十三谓三消为痟渴、痟中、痟肾。《丹溪心法》分三消为上消、中消、下消。

[2] 症：宽保本作"疽"，疑是。

[3] 两：医统本、宽保本此下有"湿纸裹煨"四字。

[4] 量虚实加减服：医统本、宽保本作"食后临卧服"。可参。

【语译】主治三消、吐血、诸黄疸。

（略）

以上各药研为细末，炼蜜为丸如桐子大。饭后，用温水送服十五丸。根据患者体质强弱虚实加减服用。

【导读】本段论述了三黄丸的主治、药物组成、制作及服用方法。本方由黄连、黄芩、大黄三味药物组成，与《伤寒论》的大黄黄连泻心汤药味一致，只是药量上有差异。具有清热燥湿、泻火解毒之效，可治疗三消、吐血、诸黄疸。本方药性苦寒，文中强调"食后，温水下……量虚实加减服"，值得临床借鉴。

通中延命玄冥煮朱砂法

【原文】活[1]尿血，开壅塞，解毒；治一切热病、风气[2]、脚毒、蛊毒[3]。

朱砂五两　朴硝半秤，水煮七遍。每遍用水三[4]升，水尽为度。取霜，再入水二升　苏木二两　大黄五两　郁金三两　山栀二两　人参二两　桑皮二两　甘草五两[5]

上件同熬，水尽为度。只用朱砂，去余药，杵末，炼蜜丸桐子大。每服二十丸，饮下。可疏诸毒，尤妙。

【注释】

[1] 活：赵本作"治"，形近致误。疑是。

[2] 风气：风邪侵体，有外风、内风之分。

[3] 蛊毒：病名。《诸病源候论》将蛊毒分为蛊毒候、蛊吐血候、蛊下血候等。症状复杂，变化不一，病情一般较重。蛊毒可见于一些危急病证、恙虫病、急慢性血吸虫病、重症肝炎、肝硬化、重症菌痢、阿米巴病等。《诸病源候论·蛊毒病诸候》曰："凡蛊毒有数种，皆是变惑之气……凡中蛊病，多趋于死，以其毒害势甚，故云蛊毒。"《备急千金要方》卷二十四："论曰蛊毒千品，种种不同，或下鲜血，或好向暗室，不欲光明，或心性反常，乍嗔乍喜，或四肢沉重，百节酸疼。"

[4] 三：赵本作"五"。

[5] 甘草五两：赵本无。

【语译】治尿血，开壅塞，解毒；治一切热病、风气、脚毒、蛊毒。

（略）

以上各药同熬，以水熬尽为度。只用朱砂，除去其余各药，捣为末，炼蜜为丸如桐子大。每次服二十丸，用米汤送下。可解各种毒，疗效甚妙。

【导读】本段论述了通中延命玄冥煮朱砂法的临床主治、药物组成、制作及服用方法。本方用诸药与朱砂同煎后，只留朱砂捣末，炼蜜为丸，故名。方中大黄苦寒，泻火解毒，行瘀通滞。朱砂甘寒，清热解毒。朴硝咸苦而寒，泻热通便，软坚润燥，协大黄则峻下热结之力尤增。苏木行血破瘀，郁金行气解郁，二者共助大黄行瘀血。栀子泻热通便，可助大黄、朴硝使热邪从大便而出。桑皮甘寒，泻肺清热，利水消肿，使热邪从小便而出。人参、甘草益气和胃，防诸苦寒药寒凉伤胃。诸药相合，共奏通腑泻热，清热解毒，活血利尿之功。故可治疗尿血，开壅塞，解毒，治一切热病、风气、脚毒、蛊毒，还可解各种毒，疗效甚妙。

治暴热毒、心肺烦而呕血方

【原文】大黄二两，为末，以地黄汁拌匀，湿即焙干

上为末，每服二钱，地黄汁调下，以利为度[1]。甘草汤亦得。

【注释】

[1] 以利为度：以腹泻为度，使邪气随腹泻而排出体外。

【语译】（略）

上药研为细末，每服二钱，用地黄汁调服，以患者腹泻为度。用甘草汤送服亦可。

【导读】本段论述了治暴热毒、心肺烦而呕血方的主治、药物组成、制作及服用方法。本方主药大黄，泻热通便，临床用以治疗热毒内盛，扰乱心神，迫血妄行所致的心烦、呕血等症，服药后以腹泻为度，使邪气随大便排出体外即可，不可太过。临床服用既可用地黄汁调下，以助清热凉心之效，亦可用甘草汤，以甘缓之性防泻利过度。

治吐血方

【原文】蛤粉四两　朱砂一两

上为末，新汲水[1]调下五钱。未[2]已，再服；止，即已。

【注释】

[1] 新汲水：刚打的井水，甘，平，无毒，镇心安神，治口臭。

[2] 未：孙本作"末"，形近之误。据赵本改。

【语译】（略）

以上各药研为细末，用新汲井水调服五钱。若吐血未止，再服；若吐血已止，立即停服。

【导读】本段论述了吐血方的药物组成、制作及服用方法。本方由蛤粉、朱砂组成。方中蛤粉咸寒，入肺、肾经，可清热，利湿，化痰，软坚，收敛止血。朱砂甘寒，入心经，有安神定惊，清热解毒，凉血止血之功。二药相合，具有清热凉血，收敛止血之功，故可主治吐血。

治中暍[1]死，心下犹暖，起死方

【原文】上令病者仰面卧，取温水，不住手浇淋脐中。次以童子小便，和生地黄汁灌之，自活[2]。禁与冷水，只与温熟水饮之。

【注释】

[1] 中暍（yē椰）：古病名。出自《金匮要略·痓湿暍病脉证并治》。即中暑、伤暑。

[2] 自活：自己苏醒，自求生存。

【语译】 让患上述病证的患者仰面

【导读】 本段论述了治疗中暑重症的药物组成及救治方法。此类患者，虽中暑昏迷，但心下犹暖，是阳气尚存之征。治疗时让患者仰卧，取温水不停地浇淋在患者的脐中，然后用童子小便和生地黄汁灌服，内外合治，解暑降温，养阴生津，故可苏醒。同时提出禁给患者饮冷水，只能给患者饮温热水，以护养阳气。

玉霜膏[1]

【原文】 治一切热毒喉闭[2]。

朴硝一斤[3]　牙硝半斤　硼砂四两
矾石三两[4]

上为末，火镕成汁。筑一地坑子，令实，倾入，盆覆一夕，取，杵为末。入龙脑二两，研匀。新汲水半盏，合生蜜调一钱。小儿量与服[5]。

【注释】

[1] 膏：宽保本作"丸"。

[2] 喉闭：指咽喉肿起，喉道闭阻的病证。

[3] 一斤：医统本、宽保本作"半斤"。

[4] 矾石三两：医统本、宽保本作"白矾二两"。

[5] 量与服：医统本、宽保本作"量虚实服"。

【语译】 主治一切热毒喉闭。

（略）

以上各药研为细末，火熔成汁。修筑一地坑子，一定要结实，倒入上汁，用盆子覆盖一夜后，取出，杵为末。再加入龙脑二两，研匀。用新汲井水半盏，加入生蜜一钱调匀服用。小儿酌情减量服用。

【导读】 本段论述了玉霜膏的主治、药物组成、制作及服用方法。玉霜膏由朴硝、牙硝、硼砂、矾石组成，方中朴硝、牙硝清热泻火，硼砂、白矾清热化痰解毒，龙脑辛、苦、凉，通诸窍，散郁火，消肿止痛。诸药配伍，共奏清热解毒消肿，开窍治喉痹之功。本方制作方法较为独特，临床可用以治疗一切热毒喉闭。

百生方

【原文】 救百物入咽喉，鲠[1]欲死者。

茯苓去皮　贯众　甘草

上件，各等分为末，每服一钱，米饮调一分[2]，立效。

【注释】

[1] 鲠：鱼骨头。这里指阻塞、堵塞。

[2] 一分：赵本作"下"。医统本、宽保本作"一钱"。

【语译】救百物入咽喉，梗塞窒息欲死的病证。

（略）

【导读】本段论述百生方的主治、药物组成、制作及服用方法。本方由茯苓、贯众、甘草组成。方中茯苓健脾益气，淡渗利水消肿。贯众苦凉，清热解毒利咽，《本经续疏》云其"治喉痹，消顽肿"。甘草生用清热解毒利咽。三药相配，共奏清热解毒，健脾燥湿，消肿利咽之功，临床可用于急救，治疗异物误入咽喉，梗塞窒息欲死的病证。

上药各等分研为细末，每次服一钱，用米汤调服一分，立刻见效。

治喉闭[1]、闷气欲死者

【原文】上取干漆，烧[2]令烟出，竹筒子吸烟吞之，立效。

【注释】

[1] 喉闭：指咽喉肿起，喉道闭阻的病证。

[2] 烧：医统本、宽保本作"炒"。

【语译】治疗上述病证可取干漆，烧出烟，让患者用竹筒子吸烟吞服，立即见效。

【导读】本段论述了治疗喉闭、闷气欲死者，可用干漆治疗。干漆烧出烟，让患者用竹筒子吸之，立即见效。干漆具有活血散结作用，此种烟熏疗法，主要是将药烟作用于呼吸道黏膜产生局部作用，或随呼吸入肺进而经吸收进入血液循环而发挥药效，达到防病治病目的。但因其产生的可吸入颗粒有可能影响呼吸系统功能，已很少应用于临床治疗中。

治漏胎[1]、胎损方

【原文】川芎 艾叶各一两，炒 阿胶炒 白茯苓[2]

上末之，糯米饮调下二钱匕，日七服。仍食糯米粥养之。

【注释】

[1] 漏胎：病名。即胎漏。明代李梴《医学入门》："不通而下血者为胎漏。"清代曾鼎《妇科指归》卷二："孕妇或按月下血数滴，名漏胎。"孕后因气血虚弱、肾虚、血热等致冲任不固，不能摄血养胎。症见阴道不时下血、量少或按月来血点滴，并无腰酸腹痛及小腹下坠等。

[2] 白茯苓：此处有脱文。

【语译】（略）

上药共研为细末，用糯米汤调服二钱匕，每日服七次。再食用糯米粥调养。

【导读】本段论述了治漏胎、胎损方的药物组成、制作及服用方法。漏胎、胎损常由脾气不足，气血生化乏源，统摄无权或血不养胎所致。治宜用补气健脾、养血止血安胎之法。本方由川芎、艾叶、阿胶、白茯苓组成，方中川芎行气活血止痛，艾叶辛温，温经止血以安胎，阿胶滋阴补血以安胎，白茯苓健脾益气渗湿。诸药合用，具有益气健脾，养血止血，暖宫安胎之效，故可主治漏胎、胎损。

治妇人血崩[1]方

【原文】枳壳一钱，面炒　地黄二钱，烧醋淬[2]十四次

上为末，醋汤调下一钱匕。连三服，效。

【注释】

[1] 血崩：病名。亦名崩中、血山崩、血崩不止、暴崩。指不在经期而突然阴道大量出血者。

[2] 淬：是将药物煅烧红后，迅速投入冷水或液体辅料中，使其酥脆的方法。淬后不仅易于粉碎，且辅料被其吸收，可发挥预期疗效。

【语译】（略）

上药研为细末，用醋汤调服一钱匕。连服三次，有效。

【导读】本段论述了治妇人血崩方的药物组成、制作及服用方法。血崩多因劳伤过度，气虚不能摄制经血，或暴怒伤肝，肝不藏血，以致经血妄行。方用枳壳行气益气，宽中除胀；地黄滋阴养血，凉血止血。两药合用，行气益气，养血凉血，以达止血之效，并醋汤调服，增强酸收之性，故可主治妇人血崩。

治妇人血闭[1]方

【原文】干漆二两，烧　生地黄汁五升

上熬成膏，酒化枣大许，空心[2]服。

【注释】

[1] 血闭：病名。即经闭，指女子年龄超过十八周岁以上，仍不见月经来潮，或曾来过月经，但又连续闭止三个月以上，除妊娠、哺乳期等生理性闭经外，均称之为经闭。

[2] 空心：即空腹。

【语译】（略）

将上药熬成膏，用酒化开枣子大小的药膏，空腹服用。

【导读】本段论述了治妇人血闭方的药物组成、制作及服用方法。血闭多由血亏、肾虚、气滞、血滞、寒湿凝滞等原因所导致。本方干漆破瘀血，生地黄汁逐血痹，补肾阴，二药合用，既养阴补血，又活血逐瘀，故可主治妇人血闭。

三不鸣散

【原文】治小便不通及五淋[1]。

取水边、灯下、道边蝼蛄[2]各一个三处取三个，令相咬，取活着一个，如后法，麝香酒，食空下。

上内于瓶中，封之，令相噬，取活者焙干，余皆[3]为末。每服一钱匕，温酒调服，立通余皆二字恐误。

【注释】

[1] 五淋：是对中医淋证的分型，历代医家对其看法略有不一，较为常用的为《医部全录·淋》中五淋，即血淋、石淋、气淋、膏淋、劳

淋。现代中医学者综合前人对淋证的论述，将淋证分成血淋、石淋、气淋、膏淋、劳淋、热淋六种证型进行辨证论治。

［2］蝼蛄：是多种地栖性节肢动物门昆虫纲直翅目蝼蛄科昆虫的总称，性味咸寒，入胃、膀胱经。功能利水通便。可用于治疗水肿、石淋、小便不利等。

［3］余皆：疑衍。

【导读】本段论述了三不鸣散的主治、药物组成、制作及服用方法。方中主药为蝼蛄，且从水边、灯下、道边取蝼蛄各一个，放入瓶中，使它们相咬，最终获胜者入药，取其质量最佳、功效最强，达到利水通便之功，故可主治小便不通及五淋。

【语译】主治小便不通及五淋。

（略）

将上述三个蝼蛄都放入瓶中，密封，使它们相咬，取存活的那一个焙干，研为细末。每次服约一钱匕，温酒调服，小便立通。

甘草汤

【原文】解方药毒。

甘草一十二两

上件剉[1]碎，水二斗，煎至一斗，取清，温冷得所服[2]。仍尽量服。

【注释】

［1］剉：同"锉"。

［2］服：此下疑有脱文。

【语译】解方约毒。

（略）

上药锉碎，加水二斗，煎至一斗，取上层清液，温冷适度，口服。再尽量服。

【导读】本段论述了甘草汤的主治、药物组成、制作及服用方法。甘草，又名国老，具有清热解毒，调和药性之功，《本草正》云："甘草……其味至甘，得中和之性，有调补之功，故毒药得之解其毒，刚药得之和其性，表药得之助其升，下药得之缓其速。"故本方用其解方药之毒。本方为单方治病，只用甘草一味，但药量竟达十二两，体现了《中藏经》用单方治病量大、力专的特点，且选用汤剂，利于吸收，以便药物迅速起效，达到急救之目的。

治溺死方

【原文】取石灰三石[1]，露首培之[2]，令厚一尺五寸。候[3]气出后，以苦葫芦穰作末。如无，用瓜蒂。

上用热茶调[4]一钱，吐为度。省事后，以糜粥[5]自调之。

【注释】

［1］石（dàn 淡）：古代十斗为一石。

［2］露首培之：指用石灰覆盖在患者身上，只露出患者的头部。

［3］候：待。

[4] 调：此为调服。

[5] 糜粥：即粥。出自《礼记·问丧》，云："水浆不入口，三日不举火，故邻里为之糜粥以饮食之。"孔颖达疏："糜厚而粥薄。"

【语译】取石灰三石，覆盖在患者身上，只露出患者的头部，覆盖的石灰厚度为一尺五寸。待患者有呼吸后，再用苦葫芦穰研成末。如果没有，可用瓜蒂。

上药用热茶调服一钱，以患者呕吐为度。患者清醒后，用糜粥调养。

【导读】本段论述了治溺死方的药物组成、制作及治疗服用方法。

治缢死[1]方

【原文】先令人抱起解绳，不得用刀断。扶于通风处，高首卧[2]。取憨葱[3]根末，吹入两鼻中，更[4]令亲人吹气入口。候[5]喷出涎，即以矾石末，取丁香煎汤，调一钱匕灌之。

【注释】

[1] 缢死：俗称吊死。利用自身全部或部分的体重，使环绕颈项部的绳索或其他类似物压迫颈项部而引起的死亡称为缢死。

[2] 高首卧：即头高足低躺卧。

[3] 憨葱：藜芦的别名。明代李时珍《本草纲目·草六·藜芦》："黑色曰黎，其芦有黑皮裹之，故名。根际似葱，俗名葱管藜芦是矣。北人谓之憨葱，南人谓之鹿葱。"

[4] 更：再。

[5] 候：等待。

【语译】首先令人将患者抱起，解开绳子，不能用刀斩断绳索。将患者扶到通风的地方，使他头高足低躺卧。取藜芦根末，吹入两鼻中，再令亲人吹气入口。待喷出痰涎，用矾石末，取丁香汤调合约一钱匕灌服。

【导读】本段论述了治缢死方的组成、制作及服用方法。本段所述急救方法，切合临床实际，为后世缢死急救奠定了良好的基础。

槐子散

【原文】治久下血[1]，亦治尿血。

槐角[2]中黑子一升，合槐花二升，同炒焦。

上件为末，每服二钱，用水调下，空心、食前各一服。病已，止。

【注释】

[1] 下血：证名。即便血。《金匮要略·惊悸吐衄下血胸满瘀血病脉证治》："下血，先便后血，此远血也。"

[2] 角：孙本作"用"，形近致误，据赵本改。

【语译】主治便血日久，亦治尿血。（略）

以上各药研为细末，每次服二钱，用水调服。空腹、食前各服一次。病愈，停服。

【导读】本段论述了槐子散的主治、药物组成、制作及服用方法。本方由槐子和槐花组成，方中槐花苦凉，入肝、大肠经，有清热、凉血、止血、降压之功，

《中药大辞典》谓其"治肠风下血，尿血"。槐子苦寒，入肝、大肠经，亦有清热、凉血、止血作用，其止血之功逊于槐花。二者相须为用，共奏清热凉血止血之功，故可主治便血日久，也可治尿血。

治肠风下血[1]

【原文】荆芥穗　地黄各二两　甘草半两

上为末，每服一钱，温酒调下。食后，日三、夜一。

【注释】

[1] 肠风下血：即大便出血。

【语译】（略）

以上各药研为细末，每次服一钱，用温酒调服。饭后服，日服三次，夜服一次。

【导读】本段论述了治疗肠风下血的药物组成、制作及服用方法。肠风下血有肠风、脏毒之分，血清而色鲜者为肠风，浊而暗者为脏毒。但究其原因，乃由风热与湿热毒邪壅遏肠道，损伤脉络，血渗外溢所致，治宜清肠凉血为主，兼以疏风行气。本方由荆芥穗、地黄、甘草组成，方中地黄清热凉血，荆芥穗辛散疏风，两药合用，既能凉血止血，又能疏风行气，故可主治便血。

治暴喘欲死方

【原文】大黄一两[1]　牵牛二两，炒

上件为细末，每服二钱，蜜水调下，立愈。治上热痰喘[2]极效。若虚人、肺虚冷者不可用。

【注释】

[1] 两：医统本、宽保本此下有"湿纸裹煨"四字。

[2] 上热痰喘：肺热痰喘。

【语译】（略）

以上各药研为细末，每次服二钱，用蜂蜜水调服，效佳立愈。治肺热痰喘极有效。如果是体虚或肺虚冷患者不可服用。

【导读】本段论述了治暴喘欲死方的药物组成、制作、服用方法及临床适应证。本方由大黄和牵牛组成，大黄通腑泻热，使热邪从大便而去。牵牛子泻肺气，逐痰饮，《本草纲目》云"牵牛治水气在肺，喘满肿胀"。二药合用，具有泻肺通腑，攻逐痰饮之功，故可主治肺热痰喘。方中两药均为苦寒之品，故文中强调对体虚或肺虚冷患者不可服用。

大圣通神乳香膏

【原文】贴诸毒、疮肿、发背[1]、痛疽[2]。

乳香一[3]两　没药一两　血竭一两　黄腊[4]一两　黄丹二两　木鳖二两，去壳　乌鱼骨二两　海桐皮二两　不灰木[5]四两　沥青四两　五灵脂二两

麝香二钱　　腻粉[6]五十个子。此必有误[7]

　　上并为末，用好油四[8]两，熬令热[9]，下药末熬，不住手搅之，令黑色，滴水中成珠，即止。

【注释】

　　[1] 发背：指生于背部的有头疽，即背部痈。

　　[2] 痈疽：病名。出《灵枢·痈疽》篇，是痈与疽的合称。疮面浅而大者为痈，疮面深而恶者为疽。是气血为毒邪所阻滞，发于肌肉筋骨间的疮肿。《灵枢·玉版》："阴气不足，阳气有余，营气不行，乃发为痈疽。"

　　[3] 一：赵本作"二"。

　　[4] 黄蜡：即蜂蜡，具有解毒、敛疮、生肌、止痛之功效。常用于溃疡不敛、臁疮糜烂，外伤破溃，烧烫伤。

　　[5] 不灰木：即石棉。为硅酸盐类矿物角闪石石棉，性味甘、淡、寒，功能清热、除烦、利尿。

　　[6] 腻粉：又称作"轻粉"，为粗制氯化亚汞结晶。主要功效为杀虫攻毒、祛腐止痒、祛痰逐水、通便。主治疮疡溃烂、疥癣痒疹、瘰疬、梅毒、疳疮、酒糟鼻、痤疮、急慢惊风、痰壅喘逆、水肿胀满、二便不利等。

　　[7] 五灵脂……此必有误："此必有误"四字当为孙注。医统本、宽保本"五十个子。此必有误"作"三钱"。宽保本无"麝香二钱"。赵本无"五灵脂二两，麝香二钱，腻粉五十个子，此必有误"。

　　[8] 四：宽保本作"八"。

　　[9] 热：医统本作"熟"。

【语译】治诸毒、疮肿、发背、痈疽。（略）

　　以上各药共研为末，用好油四两，先将油熬热，再下药末熬，不停搅动，使药油呈黑色，滴在水中成珠，即成。

【导读】本段论述了大圣通神乳香膏的主治、药物组成及制作、使用方法。本方由乳香、没药、血竭、黄蜡、黄丹、木鳖、乌贼骨、海桐皮、石棉、沥青、五灵脂、麝香、轻粉组成。方中乳香、没药、血竭、五灵脂活血行气，解毒消肿，生肌止痛，乌贼骨咸涩，外用可收湿敛疮，海桐皮祛风杀虫止痒，木鳖、黄蜡、轻粉、黄丹攻毒疗疮，消肿散结，生肌止痛，石棉清热除烦，麝香辛香走窜，《本草正》云其可"除一切恶疮痔漏肿痈，脓水腐肉"，散瘀通络之力尤峻。诸药合用，活血化瘀，消肿散结，拔毒生肌，敛疮止痛，故可外用治疗诸毒、疮肿、发背、痈疽。方中加入沥青作为膏药基质，目前临床已很少应用。

水澄膏

【原文】治病同前。

　　井泉石[1]　白及各一两　龙骨　黄柏　郁金各半两　黄蜀葵花一分[2]

　　上六味并为末，每服二钱。新汲水一盏调药，打，令匀，伺清澄，去浮水，摊在纸花上贴之。肿毒、发背皆治。

【注释】

　　[1] 井泉石：药名。石之一种，即牡丹石。出自《本草纲目》石部九卷。性味甘，大寒，无毒。功用清热解毒，明目去翳。主治雀目青盲，眼疳翳障，热嗽，心脏热结。今不入药。

　　[2] 黄蜀葵花一分：赵本无。

【语译】治病同前。

（略）

以上六味药共研末，每次服二钱。用新汲泉水一盏调药，捣烂，使药拌匀，待水变清澄，除去浮水，将药摊在纸上贴在患处。肿毒、发背皆治。

【导读】本段论述了水澄膏的主治、药物组成及制作、使用方法。水澄膏由井泉石、白及、龙骨、黄柏、郁金、黄蜀葵花组成，方中井泉石清热解毒消肿，白及消肿止血，生肌敛疮，龙骨甘涩，敛疮生肌，黄柏清热燥湿，泻火解毒，郁金清热凉血，行气散瘀，黄蜀葵花消肿解毒。诸药合用，共奏清热解毒，消肿止血，生肌敛疮之功。故外用可主治诸毒、疮肿、发背、痈疽等。

更苏膏

【原文】治一切不测恶疮[1]欲垂垂字恐误。

南星一个　半夏七个　巴豆五个，去壳　麝香半钱[2]

上为细末，取腊月猪脂就膏。令如不痛疮，先以针刺破，候忍痛处，使以儿乳汁同调，贴之。

【注释】

[1] 恶疮：亦名久恶疮，恶毒疮，顽疮，指脓液多且严重而顽固的外疡，其临床特点为病程长，病位深，范围大，难敛难愈。《诸病源候论》卷三十五云："诸疮生身体……疮痒痛焮肿而疮多汁，身体壮热，谓之恶疮也。"

[2] 麝香半钱：赵本无。

【语译】主治一切不可预测的恶疮。

（略）

以上各药研为细末，取腊月猪油调成膏。假若是不痛的疮肿，先用针刺破，确定患者能忍痛之处，用儿乳汁调药，贴在该处。

【导读】本段论述了更苏膏的主治、药物组成及治疗方法。方中麝香辛香走窜，散瘀通络之力尤峻。巴豆辛热有毒，《本经》云其可"去恶肉"，外用可治恶疮疥癣。天南星、半夏消肿散结，可外消痈肿。诸药合用，共奏化瘀消肿，散结敛疮之功，故可外用而主治一切不测之恶疮。

千金膏

【原文】贴一切恶疮瘫[1]疖。

定粉[2]　南粉　腻粉　黄丹各一分

上为末，入麝香一钱，研匀，油调得所[3]，成膏，贴。

【注释】

[1] 瘫：疑为"痈"字之误。

[2] 定粉：又称铅粉、官粉、官粉、铅白粉、胡粉。功效为消积，杀虫，解毒，生肌，燥湿止痒。

[3] 油调所得：用清油调到软硬适度。

【语译】治一切恶疮痈疖。

（略）

以上各药研为细末，入麝香一钱，研匀，用清油调到软硬适度，做成膏，贴患处。

【导读】本段论述了千金膏的主治、药物组成及治疗方法。方中定粉、南粉、轻粉、黄丹具有解毒生肌，燥湿敛疮之功，麝香辛香行散，有良好的活血散结，消肿止痛作用。诸药合用，活血散结，敛疮生肌，消肿止痛，故可主治一切恶疮痈疖。

定命丸

【原文】治远年[1]、日近一切恶候漏疮[2]此药为末，熔开蜡，就汤内为条，如布针大，入内，云母膏贴之。

雄黄　乳香各一分　巴豆二十一粒，去皮不去油

上研如粉，入白面三钱，水和丸，如小豆或小麦粒大，两头尖。量病浅深，内[3]疮中，上用乳香膏贴之，效。服云母膏尤佳。

【注释】

[1] 远年：指多年。

[2] 漏疮：痔漏、肛瘘的通称。

[3] 内：同"纳"，纳入，放入。

【语译】主治久病、新发一切恶候漏疮。

（略）

以上各药研成粉，放入白面粉三钱，加水调和做丸，如小豆或小麦粒大，两头尖。根据瘘管的深浅，纳入瘘管中，再用乳香膏贴封，有效。配合服食云母膏效果更佳。

【导读】本段论述定命丸的主治、药物组成及制作、使用方法。方中雄黄燥湿祛风，杀虫解毒，常用于治疗疥癣、秃疮、痈疽等病证。乳香行气活血，消肿止痛，巴豆辛热有毒，外用可治恶疮疥癣。三药合用，共奏行气活血，燥湿敛疮，解毒止痛之功，故可主治久病、新发一切恶候漏疮。

麝香丸

【原文】治一切气漏疮[1]。

麝香一分[2]　乳香一分　巴豆十四粒，去皮[3]

上为末，入枣肉，和成剂，丸作铤子。看疮远近任药，以乳香膏贴之，以效为度。

【注释】

[1] 治一切气漏疮：宽保本作"古秘方无巴豆，血竭止痛，破血、生肌肉及血不止"。眉批注云："巴豆下疑脱有字。"

[2] 分：宽保本作"钱"。

[3] 去皮：医统本、宽保本此下有"出油"二字。

【语译】治一切气漏疮。

（略）

以上药研为细末，纳入枣肉，调和成团，做成铤子。看疮管深浅投药，再用乳香膏贴封，以效为度。

【导读】本段论述麝香丸的主治、药物组成及制作、使用方法。方中麝香辛香行散，有良好的活血散结，消肿止痛作用，常用治疮疡肿毒。乳香调气活血止痛，

消肿生肌，可治外伤科跌打损伤，疮疡痈肿，《本草纲目》云其"消痈疽诸毒，托里护心，活血定痛伸筋"。巴豆辛热有毒，外用有蚀腐肉、疗疮毒作用，可治恶疮疥癣，《神农本草经》云其"去恶肉"。诸药合用，共奏活血散瘀敛疮之功，故可主治一切气漏疮。

香鼠散

【原文】治漏疮[1]。

香鼠皮[2]四十九个，河中花背者是　龙骨半两　蝙蝠二个，用心肝　黄丹[3]一分　麝香一钱　乳香一钱　没心草一两，烧灰

上入坩合[4]中，泥固济[5]，炭三斤，煅。火终[6]，放冷，为末。用葱浆水洗净，以药贴之，立效。

【注释】

[1] 漏疮：痔漏、肛瘘的通称。

[2] 香鼠皮：鼬鼠类野生动物香鼠的皮。

[3] 黄丹：又称铅丹、丹粉、朱粉、铅华，是用铅、硫黄、硝石等合炼而成。外用拔毒生肌；内服杀虫、截疟。

[4] 坩合：陶制的盒子。

[5] 固济：黏结。

[6] 终：完，尽。

【语译】治漏疮。

（略）

以上各药纳入陶器中，用泥封固，用炭三斤围住瓷器，煅烧。火尽，冷却，将药取出再研为末。用葱浆水洗净患处，再用药贴封，立效。

【导读】本段论述了香鼠散的主治、药物组成及制作、使用方法。方中香鼠皮解毒敛疮；龙骨收湿敛疮；麝香、乳香辛香行散，有良好的活血散结，消肿止痛作用；黄丹拔毒疗疮，消肿散结，生肌止痛；蝙蝠、没心草化痰。诸药合用，活血散结，解毒敛疮，生肌止痛，故可主治漏疮。

定痛生肌肉方

【原文】胭脂一分　血竭一两　乳香一分　寒水石三两，烧

上为末。先以温浆水洗过，拭干，敷疮，甚妙。

【语译】（略）

以上各药研为细末。先用温浆水将患处洗净，拭干，再用此药敷患处，甚效。

【导读】本段论述定痛生肌肉方的药物组成及制作、治疗方法。方中胭脂为红花汁所造，气味甘平，有活血之效，可解疗毒。血竭味甘、咸，性平，具有活血定痛，化瘀止血，生肌敛疮的功效，常用于跌打损伤、心腹瘀痛、外伤出血、疮疡不敛。乳香辛、苦、温，活血行气止痛，消肿生肌，可用于外科跌打损伤、疮疡痈肿。寒水石辛、咸、寒，具有清热泻火，消肿止痛之功，常用于丹毒烫伤。诸药合用，清热泻火，消肿生肌，活血止痛，故名为定痛生肌肉方。

又定痛生肌肉方

【原文】 南星一个 乳香二钱 定粉[1]半两 龙骨半两 不灰木[2]一两,烧过

上为末。先以温浆水洗疮口,以软皂拭干,敷之。

【注释】

[1] 定粉:又称铅粉、官粉、宫粉、铅白粉、胡粉。功效为消积,杀虫,解毒,生肌,燥湿止痒。

[2] 不灰木:即石棉。为硅酸盐类矿物角闪石石棉,性味甘、淡、寒,功能清热、除烦、利尿。

【语译】(略)

以上各药研为细末。先用温浆水洗疮口,以软帛拭干,再用此方敷贴。

【导读】 本段论述了又定痛生肌肉方的药物组成、制作及治疗方法。方中南星消肿散结;乳香调气活血止痛;定粉解毒生肌,治疥癣痈疽,《日华子本草》云其"治痛肿瘘烂";龙骨生肌敛疮;不灰木甘寒,清热之力尤峻,有清热消肿之功。诸药合用,有清热消肿,解毒敛疮,生肌定痛之功。

治白疔[1]增[2]寒、喘急、昏冒[3]方

【原文】 葶苈 大黄各一两 桑白皮 茯苓各二两 槟榔七个 郁李仁 汉防己各三分

上件为末。每服三钱,蜜水调下。以疏下恶物为度。

【注释】

[1] 白疔:病名。五疔之一。《中藏经·论五疔状候第四十》云:"白疔者,其根在肺""白疔者,起于右鼻下,初起如粟米,根赤头白,或顽麻,或痛痒,使人憎寒、头重,状若伤寒,不欲食,胸膈满闷。喘促昏冒者死,未者可治。此疾不过五日,祸必至矣。宜急治之。"

[2] 增:疑为"憎"字之误。

[3] 昏冒:昏迷不醒。

【语译】(略)

以上各药研为细末。每次服三钱,用蜜水调服饮下。以泻下恶秽之物为度。

【导读】 本段论述了治白疔憎寒、喘急、昏冒方的药物组成及制作、治疗方法。白疔为五疔之一,多由喜怒忧思、冲寒冒热、恣饮醇酒、多嗜甘肥、毒鱼醋酱,色欲过度之所为也。畜其毒邪,浸渍肺脏,久不疏散,始变为白疔。其临床表现为起于右鼻下,初起如粟米,根赤头白,或顽麻,或痛痒,使人憎寒头重,状若伤寒,不欲食,胸膈满闷,喘促昏冒者死。治宜泻肺平喘,下气利水。本方由葶苈子、大黄、桑白皮、茯苓、槟榔、郁李仁、汉防己组成。方中葶苈子辛、苦、寒,入肺、膀胱经,下气行水,降肺气以平喘急;桑白皮甘、寒,入肺经,泻肺平喘,行水消肿,二者均可行肺中水饮使之从小便而去。茯苓甘淡利湿,可助葶苈子、桑白皮淡渗肺中水湿从小便而去。槟榔入大肠经,下气行水;大黄通腑泻热,二者可

引肺热、水饮从大便而出。郁李仁润肠通便、下气利水之功可助槟榔、大黄泻下利水。汉防己行水，泻下焦湿热。诸药合用共奏泻肺平喘，下气利水之功，故可治白疔憎寒、喘急、昏冒。

又取白疔方

【原文】铅霜[1]一分　胆矾[2]　粉霜[3]各一钱　蜈蚣一条

上件为末。先刺令血出，内药米心大[4]，以醋面饼封口，立愈。

【注释】

[1] 铅霜：亦名铅白霜，为用铅加工制成的醋酸铅。

[2] 胆矾：又名石胆、蓝矾，为硫酸盐类矿物胆矾的晶体，或为人工制成的含水硫酸铜。

[3] 粉霜：为轻粉的精制品。

[4] 内药米心大：此指将米心大的药末纳入已刺破的疔中。

【语译】（略）

以上各药研为细末。先刺疔肿处令出血，然后纳入约米心大小的药，用醋面饼封口，可立即痊愈。

【导读】本段论述了又一治疗白疔方的药物组成、制作及治疗方法。方中铅霜性寒，味甘酸，有毒，具有解毒敛疮、止血、坠痰镇心之功，常用于治疗牙疳、口疮、溃疡等。胆矾性寒，味酸辛，有毒，具有催吐、祛腐、解毒之功，常治疗风痰壅塞、喉痹、癫痫、口疮、痔疮、肿毒等。粉霜归肺、肝、膀胱经，具有利水、通便、攻毒、蚀恶肉、杀虫之功，可治疗牙痛、梅毒恶疮、水肿、鼓胀、大小便闭等。蜈蚣攻毒散结，通络止痛，可用于治疗疮疡肿毒、瘰疬结核。诸药合用，攻毒散结，敛疮止痛，故可治疗白疔。

治赤疔[1]方

【原文】黄连　大黄各一两

上件为末，以生蜜和丸，如桐子大。每服三十丸，温水下。以利为度。

【注释】

[1] 赤疔：病名。五疔之一，《中藏经·论五疔状候第四十》云："赤疔者，其根在心""赤疔在舌下，根头俱赤，发痛，舌本硬，不能言，多惊，烦闷，恍惚，多渴引—作饮水不休，小便不通，发狂者死，未者可治。此疾不过七日，祸必至也，不可治矣，大人小儿皆能患也。"

【语译】（略）

以上各药研为细末，用生蜜调和做丸，如梧桐子大。每次服三十丸，温开水送服。以患者轻微泄泻为度。

【导读】本段论述了治赤疔方的药物组成、制作及治疗方法。赤疔者，五疔之一，病因同白疔。畜其毒邪，浸渍心脏，久不疏散，始变为赤疔。其临床表现为起于舌下，根头俱赤，发痛，舌本硬，不能言，多惊，烦闷，恍惚，多渴引水不休，小便不通，发狂者死。治宜清心泻火解毒。方中黄连苦寒，清心泻火解毒，大黄苦寒，通腑泻热，推陈致新，可使火热之邪从大便而出。两药相合，共奏清心泻火解毒之功，故可治赤疔。临证注意苦寒之品不可过用，以利为度。

又取赤疔方

【原文】杏仁七个，生用

上件嚼烂，漱之，令津满口，吐出，绵滤汁，入轻粉少许，调匀，以鸡羽扫之。

【语译】（略）

将上药嚼烂，在口腔中漱搅，使津满口，然后吐出，将此津液用绵帛过滤取汁。再加入轻粉少许，调匀，用鸡羽扫敷患处。

【导读】本段论述了又一治疗赤疔方的药物组成、制作及治疗方法。杏仁内服，可止咳平喘，润肠通便，为治咳喘之要药；杏仁外用，《本草纲目》云其可"杀虫，治诸疮疥，消肿，去头面诸风气皶疮"，可治疗诸疮肿痛。轻粉辛寒有毒，其性燥烈，外用有较强的攻毒杀虫敛疮作用。两药合用，共奏解毒消肿敛疮之功，故亦可治疗赤疔。

治黄疔[1]方

【原文】巴豆七个，去心膜　青州枣七个，去核，安巴豆在枣内，以面裹，煨通赤

上件为末，以硼砂、醋作面糊，为丸如绿豆大。每服五丸至十丸，米饮下。以利为度。

【注释】

[1] 黄疔：病名。五疔之一，《中藏经·论五疔状候第四十》云："黄疔者，其根在脾"

"黄疔者，起于唇齿龈边，其色黄，中有黄水，发则令人多一作能食而还一作复出，手足麻木，涎出不止，腹胀而烦，多睡不寐者死，未者可治。"

【语译】（略）

上药研为细末。再用硼砂、醋做面糊，做丸如绿豆大。每次服五至十丸，用米汤送服。以患者轻泻为度。

【导读】本段论述了治黄疔方的药物组成及制作、治疗方法。黄疔者，五疔之一，病因同白疔。畜其毒邪，浸渍脾脏，久不疏散，始变为黄疔。其临床表现为起于唇齿龈边，其色黄，中有黄水，发则令人多食而还出，手足麻木，涎出不止，腹胀而烦，多睡不寐者死。治宜清热燥湿，解毒消肿。方中巴豆辛热，峻下冷积，开通肠道闭塞，逐水退肿，祛痰消积，张元素喻其有"斩关夺门之功"，但本品有毒，作用峻猛，故用青州枣益脾缓中，防止泻利过度伤及脾胃，并缓其毒性，使邪去而正不伤。

又取黄疔方陆本元控一行

【原文】黄柏一[1]两　郁金半两

上件为细末，以鸡子清调，鸡羽

扫上。

【注释】

[1] 一：赵本作"二"。

【导读】 本段论述了又一治疗黄疔方的药物组成、制作及治疗方法。方中黄柏清热燥湿，泻火解毒，《中药大辞典》云其"治疮疡肿毒"，《用药心法》云其"治疮痛不可忍者"，内服外用，均可治疗疮疡肿毒。郁金活血行气，破瘀止痛，清心凉血，以消肿痛。二者相配，共奏清热燥湿，解毒消肿之功，故可治疗黄疔。

治黑疔[1]方

【原文】 菟丝子　菖蒲

上二味，等分为末，酒浸，取汁扫疔上，更服肾气丸补之。

【注释】

[1] 黑疔：病名。五疔之一，《中藏经·论五疔状候第四十》云："黑疔者，其根在肾""黑疔者，起于耳前，状如瘢痕，其色黑，长减不定。使人牙关急，腰脊脚膝不仁，不然即痛，亦不出三岁，祸必至矣，不可治也。此由肾气渐绝故也，宜慎欲事。"

【语译】（略）

以上二味药，等分，研为细末，酒浸，取其汁扫敷在疔上。再服肾气丸补益。

【导读】 本段论述治黑疔方的药物组成、制作及治疗方法。黑疔者，五疔之一，病因同白疔。畜其毒邪，浸渍肾脏，久不疏散，始变为黑疔。其临床表现为起于耳前，状如瘢痕，其色黑，长减不定，使人牙关急，腰脊脚膝不仁，不然即痛。治宜补益肾精，化湿消肿，解毒敛疮。药用菟丝子、石菖蒲治疗。方中菟丝子辛、甘、平，入肝、肾、经，有补肝肾，益精髓明目之功。《神农本草经》云其"汁去面䵟"，《山居四要》记载菟丝子"炒，研，油调，敷之，以治眉炼癣疮"。也有报道酒浸菟丝子外涂，对白癜风有一定疗效。石菖蒲辛开苦燥温通，芳香走窜，可化湿、豁痰、辟秽，可治疗痈疽疥癣，跌打损伤。二药合用，共奏补益肾精，化湿消肿，解毒敛疮之功，可治疗黑疔。同时，服用肾气丸增强补益之功。

治青疔[1]方

【原文】 谷精草　蝉壳[2]各一两

苍术五两

上为末。每服一钱，水调服，食前。仍以针刺疔出，用桑柴灰汁洗之，立效。

以上八方，陆本在中卷四十论后。

印[3]本无此方，今附下卷之末。

【注释】

[1] 青疔：病名。五疔之一，《中藏经·论五疔状候第四十》云："青疔者，其根在肝""青疔者，起于目下，始如瘤瘢，其色青，硬如石，使人目昏昏然无所见，多恐，悸惕，睡不安宁，久不已，则令人目盲或脱精，有此则不出一

年，祸必至矣。"

[2] 蝉壳：即蝉蜕，具有疏散风热、透疹止痒、明目退翳、止痉之功。

[3] 印：赵本作"库"。

【语译】（略）

以上各药研为细末。每次服一钱，饭

前用水调服。再用针刺破疔，然后用桑柴灰汁洗患处，立效。

以上八个方剂，陆本在中卷四十论的后面。印本中没有此方，现附在下卷的最后。

【导读】本段论述治青疔方的药物组成、制作及治疗方法。青疔者，五疔之一，病因同白疔。畜其毒邪，浸渍肝脏，久不疏散，始变为青疔。临床表现为起于目下，始如瘤瘕，其色青，硬如石，使人目昏昏然无所见，多恐，悸惕，睡不安宁，久不已，令人目盲或脱精。治宜疏散肝经风热，健脾除湿。方中谷精草辛甘凉，入肝、胃经，可疏散肝经风热。蝉蜕甘寒，入肺肝经，能宣散透发，疏散风热。苍术辛、散、苦、燥，长于祛风燥湿健脾。三药相合，共奏疏散肝经风热，燥湿健脾之功，故可治疗青疔。

主要参考书目

[1] 孙光荣. 孙光荣释译中藏经[M]. 2 版. 北京:中国中医药出版社,2018.

[2] 李聪甫. 中藏经校注[M]. 北京:人民卫生出版社,2013.

[3] 柳长华. 中藏经[M]. 北京:北京科学技术出版社,2016.

[4] 孙光荣,杨建宇. 华佗中藏经精读[M]. 北京:人民军医出版社,2014.

[5] (汉)华佗. 华氏中藏经[M]. 古求知,校注. 北京:中国医药科技出版社,2011.

[6] (汉)华佗. 中医临床必读丛书:中藏经[M]. 谭春雨,整理. 北京:人民卫生出版社,2007.

[7] (清)孙星衍. 华氏中藏经[M]. 北京:商务印书馆,1959.